L'alcool en Côte d'Ivoire

Denis BROU KONAN

L'ALCOOL EN COTE D'IVOIRE

Histoire, usage et signification

Préface d'Opadou KOUDOU

L'Harmattan

5-7, rue de l'École-Polytechnique ; 75005 Paris
http://www.harmattan.fr
diffusion.harmattan@wanadoo.fr
ISBN : 978-2-343-09700-8
EAN : 9782343097008

PRÉFACE

La conduite d'alcoolisation ou alcoolique s'inscrit dans ce que depuis quelques années théoriciens et praticiens nomment les nouvelles inadaptations. Car elle affaiblit les liens sociaux, les liens de l'individu avec la réalité, transforme ses rapports avec l'environnement voire annule ces rapports. Le temps avec l'autre et : ou dans un rapport à l'autre est centré sur l'objet toxique, l'alcool. Le programme d'activité du jour semble donc occupé par la quête de ce toxique et des moyens pour y avoir accès.

On observe à partir de ce constat, pourquoi la conduite alcoolique devient un objet de réflexion scientifique : le docteur Denis BROU KONAN, théoricien et praticien, s'est offert un temps, celui de nous sensibiliser, instruire et éduquer sur l'alcool et son usage dans cet ouvrage plein d'intérêt. Car le titre modeste ne restitue pas en totalité la richesse des informations qui s'y trouvent et qui se structurent en quatre (04) principales orientations : historique ; usage et signification ; facteurs et conséquences ; prévention et traitement.

De la rencontre de l'individu avec le produit alcool, et des retentissements physiques, sociaux et psychologiques de cette rencontre, l'intérêt de constituer un groupe d'influence apparaît avec la création de structures de prise en charge du sujet en souffrance. Le rappel historique indique que si les hommes trouvent nécessaire de créer des strutures, c'est qu'il existe un problème.

L'ouvrage dans cet esprit rend compte de l'itinéraire de la Croix-Bleue en Côte d'Ivoire.

L'ouvrage dans le temps renseigne que la rencontre d'un sujet avec le produit est ancienne et traverse donc le temps et l'espace. On découvre ainsi qu'au niveau traditionnel ou local, deux (02) types de boissons alcoolisées ont toujours existé : le dolo et les vins de palmiers. Au-delà de la consommation, l'auteur nous introduit dans l'univers psycho-socio-culturel du consommateur. Ainsi l'acte renverrait à un rituel, à des rapports sociaux entre individus d'un même groupe d'appartenance.

Mais aussi paradoxal que cela puisse paraître, cette rencontre de l'individu au sein du groupe conduit à terme aux perturbations de liens sociaux dont l'isolement personnel et social. Mais pourquoi cet intérêt de l'individu à l'alcool ?

L'auteur fait un inventaire des facteurs : timidité ; inhibition ; suggestion ; occasion de boire ; âge ; profession ; chômage ; affirmation de soi ; moyen de communication ; industrie de fabrication et de vente d'alcool ; publicité pro-alcoolique ; poids de coutumes et traditions, funérailles, mariages, anomie, violence, etc.

À l'examen de cet inventaire de facteurs, il faut en déduire que la conduite alcoolique se produit dans une interaction du sujet psychologique, l'environnement familial, socioculturel, politique et situationnel. Ainsi, de même que la psychologie du sujet se construit, la conduite alcoolique est également construite et résulte de la combinaison de facteurs multiples dont le facteur situationnel qui facilite son expression.

Les effets de cette alcoolisation sont multiples eux aussi : perturbation des liens familiaux, sociaux, professionnels, du schéma corporel, etc. Ces perturbations exigent dans le cadre d'une solidarité sociale, une prise en charge que l'auteur décrit avec beaucoup d'attention : considérer l'alcoolo-dépendance comme un problème de santé publique ; - renforcer les instruments institutionnels et élaborer d'autres ; - introduire l'enseignement de l'alcoologie à l'école, etc.

Il s'agit de réponses plurielles ou ambulatoires en matière de prise en charge qu'il faut envisager : dépistage précoce et prévention dans le cadre scolaire, thérapies comportementales et cognitives, thérapies familiales, thérapies intégratives, prévention situationnelle, développement de soutiens sociaux, augmentation de l'estime de soi, élaboration de projets professionnels, etc.

Ces réponses devraient, dans une vision intégrative et multidimensionnelle aider l'individu à sortir d'un mode de vie qui ressemble étrangement à une auto-destruction, à un mode de vie où il n'arrive plus à créer ou recréer les liens sociaux.

Fait à Abidjan, le 10/12/2015

Professeur Opadou KOUDOU
Titulaire de psychologie, École Normale Supérieure
E-mail : opakoudou@yahoo.fr

INTRODUCTION

L'alcool, connu sous la forme de breuvage enivrant, est le fait d'une découverte, certainement fortuite. Cette découverte, Barrucand[1] la situe aux temps préhistoriques où l'homme paléolithique ou homme des cavernes vivant uniquement de chasse ou de pêche rencontre en même temps, par hasard, en buvant des jus de fruits pressés qu'il aura laissé séjourner dans une poterie. D'autres sources[2] mentionnent qu'après abandon à l'air libre d'un jus de fruit sucré qui a fermenté, l'homme a goûté à ce jus et a ressenti quelque chose d'inhabituel qu'il a interprété comme venant de Dieu. Il y est indiqué également qu'il paraît probable que les premiers hommes, des hordes, aient, sans le savoir, découvert des liquides fermentés ; des jus de fruits ou de végétaux divers, incidemment mêlés à l'eau de pluie au creux de réceptacles naturels, des liquides alcoolisés. Utilisés par l'homme pour se désaltérer, ils ont pu être remarqués pour leurs effets particuliers, puis recherchés et progressivement fabriqués. Ce passage à l'époque néolithique varie dans le temps suivant les conditions climatiques (10000 à 5000 av. J.-C). Depuis ce moment, les hommes vont consommer des boissons fabriquées à partir de céréales fermentées.

Dans l'Antiquité, dans plusieurs civilisations, textes sacrés et récits historiques se recoupent et confirment l'importance capitale de la vigne et surtout du vin. Dans la civilisation sumérienne, l'une des premières, la bière est d'un usage courant et, déjà, lors de la première dynastie (environ 3500 ans av. J.-C.), un professeur se plaignait de ce que les élèves aiment mieux la bière que les livres. À Babylone où Nidata était la déesse de la bière, on

[1] D. Barrucand (1988) Alcoologie, Paris Riom Laboratoires-Cerm, 5-13.

[2] J. Rainaut (1976) Éclairage alcoolique, Paris éd. Lamarre-Pointat.

fabriquait 16 sortes de bières différentes et plusieurs lois du Code d'Hammourabi (IIIè et IVè dynastie) renseignent sur la vie quotidienne des habitants ; les brasseurs sont exempts de service militaire. Pour les paléo-orientaux, la vigne est l'arbre de vie et le signe sumérien pour la vie est une feuille de vigne. En Égypte les documents font état de la fabrication et de la consommation de nombreuses boissons fermentées. Les céréales et particulièrement l'orge et le blé fournissaient l'essentiel de la production agricole ; les peintures rupestres renseignent sur cette activité. Les équipes, au son des flûtes, moissonnaient ou foulaient le raisin. Après la tâche accomplie, les Fellah connaissaient le repos égayé par des rasades de bière et les jeux des enfants. La bière était la boisson du peuple, le vin, lui, était consommé, dès la première dynastie (3 400 ans avant notre ère), surtout par les classes aisées.

Dans le Nouveau comme dans l'Ancien Testament, on retrouve de très nombreuses citations de la vigne et du vin. Les Indo-européens, peuples vivant au bord de la mer Noire vers 3 000 ans av. J.-C, sont à l'origine des Indo-Iraniens. D'après les hymnes védiques, ils aiment particulièrement les boissons enivrantes qui ont un caractère religieux. Parmi les dieux, Indra, le dieu guerrier et très populaire, doit son pouvoir à sa continuelle consommation de **soma** ; celui-ci stimule la pensée, réanime le courage du guerrier, augmente la vigueur sexuelle, guérit les maladies. Odin-Wotan, le dieu de la guerre, le maître de la sagesse, des sciences occultes, ayant trop bu d'hydromel, va se soulager en urinant du haut du ciel et ceux qui en seront aspergés, recevront le don de l'inspiration poétique.

Dans l'Occident gréco-romain, c'est dans la Grèce Antique que vont se développer la culture et l'art de la vigne ; les Grecs soignaient leurs vignes, connaissaient le temps favorable à la taille, faisaient les vendanges à la faucille, connaissaient les procédés pour forcer le vin comme l'addition du miel et la cuisson. Des auteurs comme Aristophane et Démosthène font mention dans leurs ouvrages de l'existence du vin, de son usage, de ses bienfaits. Dionysos, dieu du vin, mais aussi de toutes les forces génésiques, est fêté par de très importantes libations. En Italie, de nombreux documents attestent de la présence du vin et de la célébration de ses crus très réputés avant l'invasion de la Grèce. Deux siècles av. J.-C, Caton l'Ancien cite déjà quinze variétés de vignes et, trois siècles après, Collumelle en reconnaît 58. Mais c'est à partir de la République romaine que la consommation sera importante avec les cépages grecs qui viendront améliorer les vignobles. Bacchus, l'homologue romain de Dionysos en Grèce, a entraîné autour de lui le même phénomène de cortèges, de fêtes, de libations. En France, c'est une colonie grecque qui, vers le Vè siècle av. J.-C, implanta à Marseille les premières vignes. Cette culture sera développée lors de l'occupation romaine et prendra vite une importance considérable. Au Ier siècle, deux vignobles étaient déjà célèbres, celui des Allobroges sur le Rhône et celui des Bituriges près de Bordeaux.

En Afrique, le vin de palme, cité par Hérédote en 420 av. J.-C, était consommé en Tunisie, au Libéria, dans le haut Niger, au Togo, sur les côtes occidentale et orientale, jusque chez les Somalis et les Momboutou, au Congo et au Tanganyika. L'hydromel, évoqué par Pline ou dans l'Edda scandinave, faisait les délices des Abyssins, des Massaïs, des Galla et de maints peuples de l'Afrique du Sud-ouest. La bière de banane était consommée dans la région des lacs africains. Le vin de canne était préparé par les Bangala du Zaïre ainsi que les Bachilangbé. Les bières de mil et de sorgho vulgaire faisaient intimement partie des coutumes alimentaires africaines. Sous des appellations diverses, elles étaient consommées depuis le haut Nil jusqu'en Afrique du Sud. La distillation, si elle semblait originellement inconnue en Afrique, les Hottentots la pratiquaient tout de même, sans pour autant obtenir des boissons à haute teneur en alcool comme les eaux de vie.

Naturellement, les méfaits des boissons étaient reconnus et décriés dans toutes ces civilisations. Les médecins grecs décriront fort bien la cirrhose hépatique[1] et ses complications, sans pour autant la relier directement à l'abus de boisson. Platon donnait des conseils de modération, notamment avant 40 ans, de même qu'Hippocrate, pour qui, cependant, on apaisait la faim par la boisson de vin. Le vin est maléfique puisque les compagnons d'Ulysse, ivres, seront transformés en porcs, gardant toutefois leur conscience humaine. Dans la religion iranienne, Zarathustra (550 ans av. J.-C), s'était élevée contre cette « **abomidable liqueur** », le **haoma**, et surtout contre son absorption immodérée. Dans l'Ancien Testament, on connaît l'épisode de Noé qui connut l'ivresse et s'endormit sans vêtements. On se souvient aussi des filles de Loth qui enivrèrent leur père pour perpétuer incestueusement la race. Salomon et Isaïe mettaient en garde les Hébreux contre les méfaits de l'alcool. En Italie, en raison des troubles qui se faisaient sentir, Galien reconnut que le vin pris avec modération est avantageux, sinon il est mauvais. Le vin était d'ailleurs interdit aux femmes malgré les rites orgiaques et les débauches qui accompagnaient les bacchanales. Dans les civilisations asiatiques, l'Inde, la Chine, le Japon, l'essor de la vigne dans certaines contrées a été considérablement ralenti par les mises en garde ou les interdictions des prophètes, de Boudha, au Vè siècle av. J.-C, de Mahomet au VIIè siècle après J.-C.

---

[1] Rappelons que ce lien entre la cirrhose hépatique et l'abus de l'alcool ne fut établi finalement qu'en 1805 par Laennec.

L'ethnologie et l'éthologie collective semblent nous enseigner qu'en Côte d'Ivoire, il a toujours existé les vins de palmiers et les bières de céréales qui seraient également découverts de façon fortuite. Ces boissons alcoolisées étaient consommées et appréciées et leurs méfaits par ailleurs décriés. Les victimes de l'alcool étaient cependant encadrées dans un milieu strictement familial. Il existe par conséquent un alcoolisme de type traditionnel. Mais il nous semble que ce que l'on sait le moins, c'est l'histoire de l'alcool en Côte d'Ivoire, notamment dans ses rapports avec la colonisation. Or, tout comme l'École et la Religion, l'alcool aurait joué un rôle prépondérant dans la colonisation de la Côte d'Ivoire, qui a dû contribuer à l'alcoolisation régulière et à l'avènement d'un certain alcoolisme de type moderne. Il est évident qu'on se comporte mieux face à quelque chose dont on connaît l'histoire. Bien souvent, les Ivoiriens tombent dans le piège de l'alcool par ignorance ou par méconnaissance de son histoire, de son mécanisme dans l'organisme qui conduit insidieusement le consommateur à l'alcoolo-dépendance. L'alcoolisation et l'alcoolisme sont, dans une certaine mesure, des conduites humaines qui ont une histoire qu'il faut aussi connaître. Il convient de savoir enfin que le contexte dans lequel l'alcool fut introduit en Côte d'Ivoire, comporte en même temps les germes des difficultés rencontrées dans la lutte contre l'alcoolisme ; celui-ci, s'il ne l'est déjà, est en passe de devenir un problème de santé publique.

L'ouvrage s'adresse aux historiens et à tous ceux qui s'intéressent à l'histoire de la Côte d'Ivoire, ou se préoccupe de la maladie alcoolique, de ses répercussions sur la santé physique, mentale et environnementale ; il s'adresse aussi aux usagers de boissons alcooliques quelles qu'en soient les raisons et sous quelque prétexte que ce soit. Comme nous le constatons, il s'agit d'un large public. À certains endroits, les termes utilisés semblent trop techniques, voire ésotériques ; à d'autres, c'est un langage qui frise celui de la rue avec la verdeur des mots, expressions et propos. Nous voulions ainsi, faire en sorte que, chaque lecteur, selon son orientation et ses convictions, puisse y trouver son compte. Avons-nous réussi ce pari ? Que les puristes ne nous en tiennent pas rigueur.

Le livre a pour objectifs de contribuer à rendre à l'alcool, la place qui lui revient dans l'histoire de la Côte d'Ivoire, de faire connaître aux usagers de l'alcool que l'alcoolisation et l'alcoolisme sont des pratiques anciennes qui puisent leur racine dans la nuit des temps, mais qui ont connu des mutations à travers le temps et l'espace, notamment au niveau des motivations, des cibles, de la nature des boissons consommées et de leurs conséquences. Il est structuré en cinq chapitres. Le premier décrit les contours socio-politiques, économiques et idéologiques de l'histoire de l'introduction de l'alcool et de son usage dans les sociétés précoloniale et coloniale en Côte d'Ivoire ; le deuxième fait le point de la consommation des boissons alcoolisées locales dans la société traditionnelle ; le troisième se consacre à l'alcoolisation et aux facteurs de l'alcoolo-dépendance dans la Côte d'Ivoire actuelle ; le quatrième rend compte des conséquences de cette alcoolo-dépendance de type moderne ; enfin le cinquième expose quelques propositions de prévention et de traitement en vue d'en réduire les avatars.

1.
INTRODUCTION DE L'ALCOOL D'ORIGINE EUROPÉENNE DANS LA SOCIÉTÉ COLONIALE

L'histoire de l'introduction de l'alcool d'origine européenne en Côte d'Ivoire ne pourra se comprendre mieux qu'en l'insérant dans celle des autres pays africains. L'Occident, il faut le dire, n'aurait pu imposer sa civilisation en Afrique sans l'alcool ; celui-ci faisant partie intégrante de celle-là. Qu'il nous suffise de parcourir quelques passages de la littérature française mentionnés par Malignac[1] pour nous en convaincre. Rabelais écrit dans Gargantua : « **Si nous perdons le vin, nous perdons tout, sens et lois et je ne fais plus que radoter** ». Le même auteur soutient que : « **Ce n'est pas rire, mais boire du vin bon et frais qui est le propre de l'homme. L'étymologie de vin en grec correspond à vis, force, puissance. Car il a le pouvoir d'emplir l'âme de tout savoir, de toute philosophie, de toute vérité** ». De même pour Pantagruel : « **La vérité est dans le vin** ». Jean des Entommeures déclare quant à lui : « **Jamais un homme noble ne hait le bon vin, c'est un prétexte monacal** ». Victor Hugo criait par instants : « **Seigneur, l'homme est divin. Dieu n'avait fait que l'eau, mais l'homme a fait le vin** ». Pour Baudelaire : « **Les gens qui ne boivent jamais de vin sont des imbéciles ou des hypocrites. Un homme qui ne boit que l'eau a un secret à cacher à ses semblables** ». Son poème : **l'âme du vin** était étudiée par les écoliers.

Tous les pays viticoles font du vin un symbole de civilisation et tiennent pour caractéristique de la barbarie

---

[1] G. Malignac (1984) L'alcoolisme, 19-20.

et de la sauvagerie le fait de ne pas produire de vin et d'ignorer le savoir-boire. Le vin même est décrit en termes anthropomorphiques ; on lui attribue un corps, un caractère, une personnalité et des titres de noblesse. Avec Barthes qui écrit : « **Le vin est senti par la nation française comme un bien qui lui est propre au même titre que ses trois cent soixante espèces de fromages et sa culture** », il est permis de penser qu'à chaque civilisation sa boisson alcoolisée; laquelle civilisation doit être en mesure d'en déterminer l'utilisation et d'en assumer les conséquences. Ces quelques écrits et pensées de ces auteurs montrent bien que si on supprime l'alcool de ces civilisations, elles s'étioleront et il n'y aura plus de philosophie, de poésie, de vérité. C'est pourquoi Malignac a pu dire : « **croire au vin est un acte collectif contraignant** ». Et avec Barrucand[1], on peut même ajouter que l'histoire du peuple français serait incompréhensible quand il écrit : « **La France est un pays où l'histoire de la vigne et du vin éclaire celle d'un peuple tout entier ».**

L'alcool, tel qu'il est industrialisé, a été longtemps localisé dans les régions intéressées à cause des difficultés de transport et de conservation. C'est l'avènement de la machine à vapeur qui a rendu possible la diffusion de ce breuvage dont le rôle dans l'esclavage, dans l'histoire de la « pacification » et de la colonisation des pays africains a été déterminant. Les navigateurs, au cours de leur voyage long et périlleux, prenaient soin de s'approvisionner en quantités importantes, en alcools de très mauvaise qualité appelés « **TAFIA** », pour, selon eux, supporter les intempéries. Des badauds et des personnes valides désireuses de visiter ces machines sont invités à consommer ces boissons. Complètement ivres, ils finissent leur cuite loin des côtes. Ces personnes, victimes de ce

[1] D. Barrucand, op. cit., p. 5.

qu'on peut appeler épisodes esclavagistes, sont l'objet, selon Niangoran-Bouah[1], de l'autre côté de l'océan, d'expériences en laboratoires avec des parties de leur corps prélevées, pour se convaincre qu'elles sont elles aussi des êtres humains. Dore-Audibert[2] écrit : « **En échange des esclaves, les négriers offraient des alcools de très mauvaise qualité** ». Aux XVIè, XVIIè et XVIIIè siècles, les navigateurs qui fréquentaient les côtes de Madagascar, mentionnaient souvent dans leurs rapports, l'utilité des boissons fortes pour conclure favorablement les accords avec les rois pour le commerce qu'ils y pratiquaient, à savoir la traite des esclaves.

L'introduction en Afrique des boissons alcoolisées d'origine européenne fut d'abord liée à la traite. Au Dahomey (actuel Bénin), il est entré pendant un seul trimestre de l'année 1890 dans le port de Cotonou, 108 085 300 litres, soit l'équivalent des importations d'alcools forts pour l'ensemble de l'Afrique Occidentale Française (AOF) pendant toute l'année 1957 (435 000 litres d'alcool pur) ; au Gabon, durant la seule année 1913, près de 300 000 litres d'alcool pur d'importation y ont été débarqués. Ensuite, l'alcool fut inséré dans le troc qui relaie la traite des esclaves. C'est à ce propos que Burton[3], explorateur du Golfe de Guinée, intervenant en 1889 lors du 7e congrès international contre les abus des boissons alcooliques disaient : « **Supposer que, pour délivrer l'Afrique de la malédiction du trafic de l'alcool, vous dussiez la soumettre à nouveau à la traite des Nègres, avec toutes ses horreurs, j'estime qu'elle gagnerait encore au change** ». L'alcool fit enfin partie de tous les

[1] G. Niangoran-Bouah (1986-1987) Cours de drummologie et d'anthropologie (inédit).
[2] A. Dore-Audibert(1999) Une décolonisation pacifique, p. 225.
[3] Cité par A. Dore-Audibert(1984) Le service social en Afrique francophone dans une perspective de développement, p. 509.

traités avec les souverains autochtones et de toutes les coutumes versées par la France aux chefs africains. Les principaux traités suivants signés entre la France et la Côte d'Ivoire sont à cet égard significatifs.[1]

-Le traité de Grand-Bassam ratifié par décret du 9 février 1842 comprend 1 baril d'eau-de-vie.

-Le traité d'Assinie du 4 juillet 1843 ratifié par décret du 10 juin 1887 prévoit en ses articles 7 et 8 d'accorder chaque année aux rois et aux chefs de cette localité respectivement : 6 pièces d'eau-de-vie de 200 litres, 4 caisses de liqueurs et 120 dames-jeannes d'eau-de-vie de 5 litres chacune.

-Le traité d'Akaville ratifié par décret du 12 juillet 1884, dans le même esprit, concède une coutume annuelle de 2 barriques d'eau-de-vie de 225 litres chacune payable tous les deux mois.

Outre ces trois traités qui font, comme on peut le constater, une part non négligeable aux boissons alcooliques, de nombreux autres non moins importants furent ratifiés dans les mêmes conditions avec plusieurs tribus, chefs et rois. Ces différents traités montrent bien le contexte socioculturel, historique, politique et idéologique dans lequel les eaux de vie ont été introduites en Côte d'Ivoire. La consommation de ces eaux de vie fut a priori le privilège des colons, des assimilés, des rois, des chefs et des notables. Et comme ces alcools coûtaient cher, seuls les riches purent s'en procurer. Néanmoins, tout travail difficile, pénible ou supplémentaire était récompensé par un cadeau en alcool, quand ce n'était pas la moitié du salaire qui était payé sous cette forme, tant par le commerce que par l'administration.

D'une manière générale, l'absorption de ces alcools, fût-elle le fait d'une partie restreinte des Africains, a été

---

[1]F.J. Amon d'Aby (1951) La Côte d'Ivoire dans la cité africaine, 169-175.

source de nombreux avatars. Ces alcools : genièvre, absinthe, gin et rhum (rappelons-le, de mauvaises qualités), qui provenaient pendant les premières années de la colonisation, de la Hollande, de l'Allemagne, de l'Angleterre, de la France, contenaient de l'aldéhyde et du furfurol, produits hautement nocifs. C'est ainsi qu'à Madagascar par exemple, l'abus d'eau-de-vie coûta la vie au célèbre roi Sakalavia : Andrian-dahifotsy. Les ouvriers ou conseillers du roi Radama I, pouvaient, tout à leur aise, s'enivrer avec les bouteilles de rhum ou de liqueurs fortes aromatisés qu'ils recevaient pour service rendu. Sous la reine Ranavalona I et le roi Radama II, l'on constata une profonde démoralisation, un véritable abrutissement, une sensible dégénérescence de la population malgache et de grands progrès de la tuberculose. L'on nota par ailleurs que la plupart des roitelets et chefs de la côte ouest étaient, à l'arrivée des Français, complètement abrutis par l'alcool. Aussi des mesures de lutte contre les méfaits de ces alcools s'avérèrent-elles nécessaires. Mais par qui et pour quels objectifs ?

1.1. Convention de Saint Germain-En-Laye et mesures d'interdiction en Côte d'Ivoire

Déjà à la conférence antiesclavagiste de Bruxelles de 1890 avaient été définis les ravages causés par la vente aux populations africaines de l'alcool de traite et une convention en date du 2 juin de la même année dispose en ces articles 92 et suivants, que tout le continent noir, à part la zone méditerranéenne et la colonie du Cap, l'alcool importé serait soumis à un droit minimum et obligatoire de 15 francs par hectolitre à 50°. En 1899, ce droit a été relevé et porté à 70 francs. Une nouvelle convention datée du 3 novembre 1906 a porté le tarif en question à 100 francs.

Les membres[1] de la conférence, réunis en 1919 à Saint Germain-En-Laye, qui étudiaient la révision des clauses de l'acte de Berlin, furent conduits à s'occuper également de la lutte contre l'alcoolisme. Ils lui ont consacré une convention spéciale par laquelle les parties contractantes s'engagent, dans son article Ier, à appliquer les mesures restrictives au commerce des spiritueux aux territoires qui sont ou seront soumis à leur autorité dans la totalité du continent africain, à l'exception de l'Algérie, de la Tunisie, du Maroc, de la Libye, de l'Égypte et de l'Union sud-africaine ; les dispositions applicables au continent africain l'étant également dans les îles situées à moins de 100 mille marins de la côte, soit 185,320 kilomètres. La convention distingue les alcools de traite dont l'importation, la circulation, la vente et la détention sont prohibées, des autres catégories de boissons distillées qui sont soumises à un droit d'entrée minimum de 400 francs par hectolitre à 50°. Le soin de déterminer la nomenclature des boissons distillées qui seront considérées comme devant être comprises sous la dénomination d'alcool de traite est laissé aux gouvernements locaux intéressés qui devront également arrêter des mesures contre la fraude aussi uniforme que possible. La convention prohibe également les boissons distillées renfermant des essences ou des produits chimiques reconnus nocifs et en donne un certain nombre d'exemples ; là encore le soin est laissé aux gouvernements locaux intéressés de fixer les modalités d'application. En même temps qu'elle fixe un droit d'entrée minimum pour les alcools autorisés, la convention décide de les prohiber dans les régions où leur usage n'est pas encore développé. La seule dérogation autorisée concerne les quantités limitées destinées à la

[1] Il s'agissait des États-Unis d'Amérique, de la Belgique, de l'Angleterre et ses Dominions, de l'Italie, du Japon, du Portugal et de la France.

consommation des personnes « non indigènes » et interdites dans le régime et les conditions déterminées par chaque gouvernement. Sont aussi interdites la fabrication des boissons distillées de toute espèce, ainsi que l'importation, la circulation, la vente et la détention des alambics utilisés pour des expériences de laboratoire.

La convention a également prévu qu'un Bureau Central International placé sous l'autorité de la Société des Nations serait institué avec pour mission de réunir et de conserver les documents de toute nature échangés entre les parties contractantes relatives à l'importation et à la fabrication des spiritueux dans les conditions fixées par la convention ; chaque catégorie devant publier un rapport annuel indiquant les quantités de boissons spiritueuses importées ou fabriquées et les droits perçus. Il était enfin prévu que des modifications pourraient être apportées à la convention après une durée de cinq années, et précisé que les parties contractantes feront tous leurs efforts pour obtenir l'adhésion à la convention des autres états qui exercent leur autorité sur des territoires du continent africain.

Il convient, pour apprécier cette convention à sa juste valeur, de tenir le plus grand compte de l'état d'esprit qui a présidé à sa signature. C'est en 1919, au lendemain de « la guerre du droit et de la civilisation » qui devait être la dernière des guerres. Le monde est horrifié par les conséquences de la guerre moderne et les Alliés, victorieux au prix d'un effort sans précédent dans l'histoire, veulent tout mettre en œuvre pour faire disparaître de la surface de la terre, toute trace de barbarie et pour faire accéder les peuples les moins favorisés au progrès et à la civilisation. Le continent africain est justement l'une des régions au monde dans laquelle ce progrès et cette civilisation sont encore peu développés. Il importe d'adopter des mesures spéciales de préservation dans cette zone que l'Europe va mettre en valeur à une cadence accélérée. Quels que soient les défauts et les excès de la civilisation européenne, ils ont tous foi en sa valeur et en sa supériorité.

Il est curieux à cet égard de noter incidemment une conséquence de cette conviction en ce qui concerne les restrictions à apporter à l'introduction des alcools en Afrique : des dérogations à la prohibition de certaines boissons sont prévues en faveur des Africains. N'est-ce pas affirmer par là que seuls ceux-ci sont concernés par les mesures de protection envisagées ? Sans doute parce qu'ils sont considérés comme plus menacés que les Européens, et parce qu'on ne pense pas un seul instant à deux éléments d'une importance essentielle dans le problème : d'une part, le fait que les Européens sont eux aussi susceptibles d'abuser des boissons alcooliques et c'est très souvent, en les imitant, que les Africains deviennent la proie de l'alcoolisme ; d'autre part, le fait qu'une dérogation, aussi strictement réglementée soit-elle en principe, puisse ouvrir la porte à bien des abus.

Ainsi se présente cette convention de Saint Germain-En-Laye dont les dispositions aussi importantes soient-elles, ont, en tout cas, le mérite d'exister et de constituer pour la première fois, un ensemble de mesures qui vont s'appliquer à tout le continent noir à l'exception de l'Union sud-africaine. L'état d'esprit « humanitaire » qu'elle traduit a le mérite de prouver que les Européens se reconnaissent le devoir de protéger les populations africaines contre l'alcool. C'est en vertu des mêmes considérations qu'à deux reprises pendant l'entre-deux-guerres, l'initiative privée va, devant la carence des autorités gouvernementales, demander que la convention de Saint Germain-En-Laye soit révisée et complétée. Aussi en 1930, le Bureau International pour la Défense des « Indigènes » (B.I.D.I), dans son premier mémoire, soumettait-il à la Fédération Internationale pour la Protection des Races « Indigènes » contre l'alcool, qui l'approuvait, le mémorandum aux gouvernements qui ont ratifié la convention de Saint Germain-En-Laye sur le régime des spiritueux en Afrique. Cet organisme, composé essentiellement de citoyens suisses, déclare s'être borné jusqu'ici, à lutter au nom de l'humanité, contre certaines pratiques esclavagistes ou certaines formes de travail forcé qui lui sont apparues abusives. S'il demande aujourd'hui que le problème de l'alcoolisme en Afrique soit mis à l'étude, c'est parce que certains Africains eux-mêmes se sont adressés à leur gouvernement. Ainsi, les chefs de la Côte de l'or déclarent en décembre 1928, lors de la session du conseil législatif : « **La boisson ruine notre peuple (...) ce trafic démoralise notre nation et il devrait y être mis fin. Nous croyons que le temps est venu où le gouvernement devrait s'efforcer de montrer qu'il est en sympathie avec le peuple dans son ensemble et qu'il devrait lui venir en aide** ».[1]

L'Africain, fait apparaître le mémoire, se sait incapable de résister à l'attrait des liqueurs fortes et il souhaiterait que la tentation soit éloignée de lui. Lorsqu'une pétition fut organisée dans une colonie demandant qu'on cessât l'importation d'une boisson particulièrement nocive, même les ivrognes la signèrent avec empressement. Le B.I.D.I a donc ressenti le devoir impérieux de répondre à l'appel de la population africaine. En effet, quelle ne serait pas la responsabilité de la race blanche et des puissances coloniales en particulier, si elles restaient sourdes à cet appel des peuples qui implorent une protection ? Quelle honte ne serait pas la leur devant l'histoire et devant la conscience si, pour favoriser des intérêts purement matériels, elles ne prenaient pas les mesures nécessaires

[1] Première Conférence Interafricaine Antialcoolique (1957) Actes et Travaux, p. 123.

pour enrayer ce dangereux trafic dont la conséquence immédiate est la démoralisation d'une race jeune et imprévoyante, et dont la conséquence ultime serait peut-être sa disparition ? S'interroge le B.I.D.I. Le mémoire ne demande pas des mesures contre les vins naturels, bières et cidres qui ne constituent pas alors un danger grave. Il veut s'attaquer avant tout aux liqueurs distillées et aux vins bon marché additionnés d'alcool de qualité inférieure et préparés pour la seule consommation des « Indigènes ».

Concernant la convention de Saint Germain-En-Laye, le mémoire souligne qu'elle a été fort utile et qu'elle a sans doute supprimé et empêché bien des abus. Sa révision n'ayant pas été entreprise en 1925, elle s'impose en 1930, car dans certaines régions tout au moins, la consommation des boissons alcoolisées par les « Indigènes » a augmenté dans des proportions considérables et parfois alarmantes. Dans une première partie relative aux imprécisions de la convention de 1919, le mémoire souligne l'insuffisance de la définition retenue par la commission des mandats pour l'application de la convention aux territoires sous mandat qui précise que les alcools de traite sont : « **Les spiritueux bon marché utilisés comme articles de commerce ou d'échange avec les indigènes, donc des produits de distillation contenant plus de 20% d'alcool** ».[1] La convention ne donnait pas non plus de précisions suffisantes quant aux autres boissons et en particulier quant à la réglementation qui devrait intervenir pour les vins.

La question des zones prohibées est également soulevée par le mémoire, car, la convention, tout en interdisant l'importation des spiritueux dans les régions où l'usage ne s'est pas développé, ne précisait pas quelles étaient ces régions qui avaient été instituées en 1892, par l'Acte de Bruxelles et n'avaient pas été déterminées dès cette

[1] Première Conférence Interafricaine Antialcoolique, op. cit. p.124.

époque comme il eût fallu le faire. Les imprécisions reprochées à la convention concernaient en outre le rôle du Bureau Central International placé sous l'autorité de la Société des Nations, qui consistait seulement à réunir les documents sans que soit précisé l'usage qui en sera fait ni envisager un contrôle. Il ne pourrait guère être efficace dans sa mission de réunir et de conserver tous les documents relatifs à l'importation et à la fabrication des spiritueux.

Dans une deuxième partie, le mémoire indique les faits nouveaux qui se sont produits au cours des dix dernières années et qui exigent un réajustement des dispositions de la convention. C'est en premier lieu le développement économique des Africains dans certaines régions. La fixation de droits d'entrée très élevés rendant très chères les boissons distillées a été très efficace pendant un certain temps, faisant tomber la consommation dans plusieurs régions. Mais le développement des cultures d'exportation surtout en Afrique Occidentale a élevé considérablement le niveau de vie des autochtones, de sorte que, pour empêcher l'alcoolisation croissante des populations, l'élévation de droits de douane n'est plus suffisante. Le deuxième fait nouveau concerne les expériences de la commission des mandats : créée en vertu du pacte pour contrôler l'administration des territoires sous mandat, cette commission a accordé une attention particulière au problème de l'alcoolisme conformément aux dispositions de l'article 22 qui prohibe les abus tels que la traite des esclaves, le trafic des armes et celui des alcools ; bien que certains aient interprété ces dispositions comme prohibant tout commerce de spiritueux dans les territoires sous mandat, l'opinion selon laquelle elle ne prohibe pas les abus a prévalu. Outre les difficultés déjà signalées au sujet de la définition des alcools de traite, la commission en a rencontré d'autres et notamment celle qui résulte de l'absence d'uniformité entre les droits de douane dans les territoires sous mandat et dans les territoires limitrophes.

Enfin dans une troisième partie précisant un élément nouveau qu'il serait souhaitable, d'après le mémoire, d'introduire dans la convention sur le trafic d'alcool, il est traité de la question des boissons de fabrication locale. Une distinction est faite entre certaines qui seraient inoffensives et d'autres qui seraient réellement dangereuses : il s'agit des boissons fabriquées à partir des matières introduites par les Européens (soit des végétaux tels que la canne à sucre, soit des substances comme la mélasse, les ferments), ainsi que les boissons fabriquées au moyen d'alambics.

Ce premier mémoire du B.I.D.I conclut en indiquant que deux possibilités se présentent : selon la première, la Société des Nations en tant que telle, se saisirait du problème de l'alcoolisme en Afrique ; selon la deuxième possibilité, les « gouvernements coloniaux » pourraient entreprendre eux-mêmes directement l'étude du problème pour laquelle ils auraient avantage à s'assurer la collaboration particulièrement qualifiée de la commission des mandats. Se faisant le porte-voix des Africains, le B.I.D.I déclare à nouveau en terminant que c'est pour les Africains avant tout qu'il a présenté sa requête et il ajoute : « **Il est incontestable que la race blanche doit faire tous ces efforts pour préserver les peuples africains de la dégradation causée par l'alcoolisme. N'a-t-il pas vis-à-vis d'eux une mission civilisatrice et génératrice ? L'Afrique n'est-elle pas un dépôt confié à l'Europe pour le bien de l'humanité ?** »[1]

La demande formulée par le B.I.D.I était appuyée par les dirigeants de treize organisations nationales et internationales dont le Bureau International contre l'alcoolisme, le Comité Central International de la Société

---

[1] Première Conférence Interafricaine Antialcoolique, op. cit., p. 126.

de la Croix-Bleue, le Comité Universel des Unions Chrétiennes des jeunes gens, ainsi que par sept personnalités agissant en leur nom personnel. Afin de présenter des suggestions encore plus précises et positives, le B.I.D.I a rédigé un second mémoire. Celui-ci considère que, aussi réjouissante et souhaitable que soit la généralisation des engagements d'abstinence pris individuellement à la suite de certaines organisations antialcooliques, il n'est pas possible aux gouvernements d'imposer une telle obligation à des populations qui n'en veulent pas. Admettant donc que les Africains continueront à faire usage de boissons alcooliques, il se pose la question de savoir quelles sont les boissons qu'il faudra laisser les autochtones libres de consommer. « **Pour les empêcher de s'alcooliser rapidement, dit le second mémoire, il faudra les laisser libres de consommer des boissons légères dans lesquelles le pourcentage d'alcool est peu élevé, et les empêcher de faire usage des boissons distillées responsables de leur dégénérescence alcoolique à bref délai** ».[1]

Le mémoire passe en revue les trois catégories de boissons qu'il souhaite voir autoriser : les bières et les boissons locales fermentées, les vins, les boissons distillées. S'agissant des premières boissons, le mémoire fait allusion à un décret publié le 23 août 1930 dans le bulletin officiel de la colonie de Mozambique instituant une réglementation des boissons alcooliques dans cette colonie. Le décret prohibe la fabrication et la vente aux Africains de toutes boissons fermentées ou distillées (sauf toutefois le vin portugais) et précise qu'une exception soit faite pour la fabrication de la boisson cafre connue sous le nom de « **putchou** » ou « **pombé** », jusqu'à une teneur de 5° d'alcool. Il faut souligner que cette bière locale obtenue par la fermentation du sorgho ou millet ou du maïs est la

[1] Première Conférence Interafricaine Antialcoolique, op. cit, p. 127.

boisson nationale des Bantous du Sud. Le mémoire estime que l'importation des bières européennes ne devrait pas être entravée par des tarifs douaniers élevés à la condition que leur teneur en alcool soit limitée, et pense que des brasseries remplaceraient avantageusement les fabriques de genièvres et de schnaps.

Les boissons locales fermentées autres que la bière sont ensuite passées en revue : ce sont essentiellement le « **sopé** » fabriqué au moyen de la canne à sucre dont la consommation est considérable au point que des agriculteurs européens se sont mis à le fabriquer, créant ainsi une industrie des plus prospères, mais désastreuse pour la moralité et la santé des « autochtones », en raison du degré alcoolique assez élevé (8 à 10°) et d'un pourcentage élevé d'aldéhydes, d'éthers et d'alcools supérieurs qu'il contient ; le décret les prohibe purement et simplement. Le « cajou », fabriqué avec les fruits de l'arbre du même nom, est fermenté, atteignant 5°, soit distillé, atteignant 15 à 18°. Le « **soura** », suc de cocotier, atteint un degré alcoolique de 3 à 6°. C'est aussi le vin de palme de l'Afrique Orientale dont le mémoire se demande s'il diffère beaucoup de celui de la Côte Occidentale qui joue un grand rôle dans l'alimentation des Africains et complique beaucoup le problème de l'alcoolisme dans ces régions. Le mémoire constate que la question du vin de palme exige une étude approfondie. Le décret interdit enfin dix ou vingt autres boissons fermentées locales atteignant jusqu'à 10°. En ce qui concerne les vins, le mémoire s'efforce d'être compréhensif : « **Nous comprenons, dit-il, que les nations comme la France et le Portugal ne veuillent renoncer à exporter dans leurs colonies le vin qu'elles produisent en abondance et qu'elles ont souvent la peine à écouler** ».[1] Alors qu'il interdit la vente de toute boisson alcoolique aux

[1] Ibid, p. 129.

autochtones, le décret de Mozambique déjà cité fait une exception pour les vins ordinaires nationaux d'une teneur en alcool qui peut atteindre 13°.

En ce qui concerne les boissons distillées, le mémoire distingue en premier lieu, les boissons alcooliques de fabrication locale et il rappelle leur interdiction absolue par la convention de Saint Germain-En-Laye. La question des boissons distillées importées est ensuite examinée. Toutefois, la solution de ce problème, d'après le mémoire, est plus difficile en raison des énormes intérêts en jeu. De plus il y a à considérer non seulement les noirs, mais aussi les blancs, les colons qui, eux aussi, consomment des boissons distillées. Il faut tout de même avoir le courage d'envisager la situation en face. Les boissons distillées importées se divisent en boissons de table consommées par les Européens et alcools de traite employés pour le commerce avec les Africains et importés spécialement à leur intention. La qualité des alcools de traite s'étant améliorée depuis 1919, les gouvernants ont autorisé leur importation, mais le mémoire insiste pour dire qu'ils sont et restent des boissons de traite. Le mémoire se déclare partisan d'une discrimination à cet égard entre Européens et Autochtones. Il ressort de ce deuxième mémoire que toutes les mesures d'interdiction tendent à ne frapper que les boissons fermentées ou distillées fabriquées sur place au Mozambique.

En Côte d'Ivoire, il faut remonter à Angoulvant qui, en 1910, interdit aux commerçants de cercle et aux chefs de poste de distribuer du gin comme cadeau. Il prohiba la vente de l'absinthe aux « Indigènes ». En 1913, il effectua un rapport en conseil de gouvernement à la suite duquel il propose une série de mesures dont des causeries antialcooliques, une élévation des droits sur les alcools importés. Toutefois, ces mesures qui visaient les alcools importés mécontentèrent les commerçants qui avaient fait des stocks et se plaignirent que les boissons alcoolisées de fabrication locale ne soient prises en considération.

Dans un premier temps, le gouvernement se préoccupa des alcools importés et interdit leur vente dans plusieurs cercles et subdivisions où résidèrent assez peu d'Européens, et fit également interdire la vente des alcools aux militaires. Dans un deuxième temps, et pour satisfaire les commerçants, il s'attaqua à la vente, puis à la fabrication des boissons alcoolisées locales. Ainsi, un arrêté local du 8 mai 1915 interdit la vente du vin de palme dans les chefs-lieux de cercle et de subdivision et sur les marchés de la colonie. Huit mois après les premières mesures d'interdiction partielle, il en arrive, par arrêté n° 40 A du 17 janvier 1916, à l'interdiction totale dans toute la colonie, de la fabrication et de la circulation du vin de palme en vue de sa vente. Trois mois plus tard, intervient un deuxième arrêté n° 631 A du 14 août 1915, interdisant la fabrication et la vente du vin de palme dans les cercles du Baoulé-Sud, Bas-Sassandra, Gouros et de Lahou. Puis, partant des constatations suivantes faites par les commissions de recrutement au cours de leur tournée, à savoir des signes de dégénérescence très marqués chez les « Indigènes » des cercles suscités par suite de l'abus du vin de palme ; des plaintes des commerçants de Grand-Lahou relatives à l'abattage inconsidéré des palmiers par les « Indigènes » ; le danger que représente la consommation abusive du vin de palme au point de vue de la santé et de la sécurité publiques…, il arrête la mesure suivante : à compter du 1er février 1916, sont interdites dans toute la colonie, la fabrication, la circulation du « **bandji** » en vue de sa vente, quel que soit le palmier dont il est extrait. Toutefois, pour la consommation familiale, à l'occasion de certaines cérémonies ou en récompense d'un travail fourni, les administrateurs et les chefs de poste pourront autoriser la fabrication du vin de palme. L'autorisation déterminera le nombre et l'essence des arbres pouvant être traités en vue de l'extraction du « **bandji** ». En aucun cas, on ne pourra autoriser l'abattage des palmiers à huile. Remarquons que tout comme au Mozambique, en Côte d'Ivoire, les boissons alcoolisées fermentées ou distillées de fabrication locale sont durement frappées d'interdiction. Les raisons que les décideurs évoquent sont les suivantes :

-Ces boissons contiennent, outre l'éthanol, un pourcentage élevé d'autres essences toxiques : aldéhydes, éthers et alcools supérieurs. C'est ce qui a d'ailleurs amené la commission des boissons de l'Assemblée nationale, après un exposé de son rapporteur M. Verneuil sur le problème de la réglementation des importations des boissons alcoolisées en A.O.F et en A.E.F, à décider d'envoyer sur ces territoires, une délégation pour étudier sur place, les conditions dans lesquelles s'effectue la production locale des boissons alcoolisées. Elle devait ensuite envisager les mesures susceptibles de favoriser l'écoulement de boissons d'origine métropolitaine dans le respect de la convention de Saint Germain-En-Laye. Cette délégation est arrivée à conclure en ces termes : « **Les conditions dans lesquelles les vins de palmiers sont extraits sont déplorables et sont à l'origine de la dégénérescence physique et mentale des autochtones** ».[1] Il a donc été pratiqué vingt-sept analyses d'échantillons de vin de palme en provenance de différents cercles. Mais un seul échantillon a été reconnu impropre à la consommation dans le cercle de Bondoukou pour acidité très élevé (3 grammes).

-L'utilisation abusive des matières premières : mil, maïs, sorgho, palmiers à huile, etc. Au Tchad par exemple en 1956, un médecin a évalué à un tiers, la production de mil produit et détourné de sa destination alimentaire

[1] Première Conférence Interafricaine Antialcoolique, op. cit., p. 129.

normale pour la fabrication de la bière. L'ensemble des pays soudanais éloignés de la mer comme le Tchad et privés de facilités d'importation de produits alimentaires connaît chaque année une soudure difficile voire la disette pour les mêmes raisons. Dans les zones forestières, l'abattage abusif portant essentiellement sur les palmiers à huile, diminuaient à la fois les possibilités d'utilisation alimentaire pour la consommation et industrielle pour l'exportation ou l'utilisation sur place des arbres.

-Les conséquences qui découlent de cet état de choses s'analysent dans une grave diminution de la productivité à la fois quantitative et qualitative des produits vivriers et d'exportation, et dans un déséquilibre nutritionnel et agroéconomique.

1.2. Effets des mesures d'interdiction en Côte d'Ivoire et en Afrique

Selon la Direction de la Santé publique, l'arrêté du 8 mai 1915 cité plus haut a eu des effets positifs. Mais ceux-ci n'ont été que trop éphémères ; la fabrication et la vente du vin de palme se sont même intensifiées. Il eut été inconcevable qu'il en fût autrement, car, les arguments ci-dessus évoqués, loin d'être apodictiques, n'étaient qu'une échappatoire. En effet, pendant que les alcools locaux étaient soumis à des mesures réglementaires, les importations d'alcools, notamment les vins et les apéritifs à base de vins, se faisaient de façon incontrôlée. Il s'agissait en clair d'écouler un excédent de productions d'alcools. C'est dans cet esprit que l'on peut lire dans l'organe d'un des syndicats vinicoles, la réponse suivante à un Ministre de la rue Oudinot : « **Mais enfin, Monsieur le Ministre, ne savez-vous pas qu'il y a là-bas un danger pire que celui du vin : c'est celui de l'eau. Par conséquent, il est urgent de la remplacer par le vin,**

celui-ci est la plus saine et la plus hygiénique des boissons ».[1]

À partir de 1933 donc, les vins métropolitains déferlèrent sur l'Afrique ; ils étaient destinés aux Européens et aux fonctionnaires noirs. Un nouveau marché fut ouvert pour écouler la production pléthorique de vins de France et d'Algérie et L. Douarche, président de l'office des vins, a pu dire : « **Il faut utiliser le marché de la France d'outre-mer ; celui-ci n'a absorbé l'an dernier que 67 600 000 litres pour une population de 68 millions d'habitants. Les colonies portugaises, avec 13 millions d'habitants, ont absorbé 69 400 000 litres de vin portugais, ce retard est insupportable** ».[2] Ainsi, en A.O.F et en A.E.F, les importations de vins et d'apéritifs à base de vins de 1938 à 1953 se présentent comme suit : A.O.F, en 1938, vins et apéritifs à base de vins : 11 637 tonnes ; eaux de vie et liqueurs : 611 tonnes et en 1953, vins et apéritifs à base de vins : 67 781 tonnes ; eaux de vie et liqueurs : 1 685 tonnes. A.E.F, en 1938, vins et apéritifs à base de vins : 2 293 tonnes ; eaux de vie et liqueurs : 108 tonnes et en 1953, vins et apéritifs à base de vins : 20 919 tonnes ; eaux de vie et liqueurs : 305 tonnes.

Par ailleurs, il est intéressant de noter avec Dore-Audibert[3] qu'à cette époque, l'ouvrier non qualifié du Kenya dépensait 5,2% de son revenu pour l'alcool ; l'ouvrier français, 7% ; l'ouvrier ivoirien, 10 à 20% et l'ouvrier camerounais, 25% et battait le record mondial. La comparaison des importations en ce qui concerne les vins et les apéritifs à base de vins d'une part, les tissus de coton d'autre part, est des plus instructives. Alors que ces importations en A.O.F. augmentaient entre 1938 et 1953

---

[1] Première Conférence Interafricaine Antialcoolique, op. cit., p. 240.
[2] Ibid.
[3] A. Dore-Audibert, le service social en Afrique francophone, op. cit. p. 517.

de 562%, l'augmentation des importations de tissus n'atteignait que 150%. L'écart est encore plus considérable en A.E.F : 912% d'augmentation pour les vins et apéritifs à base de vins contre 157% pour les tissus. L'alcool fut un moyen financier pour la période coloniale, car les taxes sur les alcools figuraient dans les recettes du budget de la colonie dans une proportion relativement importante. Les droits sur l'alcool représentaient 46% des droits perçus à l'entrée dans la colonie et 42% des recettes du budget. En 1956, les deux tiers du chiffre d'affaires des principales maisons de commerce de l'A.O.F étaient constitués par des ventes de boissons alcooliques. Et comme l'ont dit Bismuth et Menage :[1] « **Si le but déclaré est la lutte antialcoolique, la recherche par l'état de nouvelles ressources pour alimenter le trésor public en est le but réel**.

La Côte d'Ivoire faisait partie des territoires de la boucle du Niger soumis à la convention du 14 juin 1898, permettant aux pays étrangers liés par des traités à la France de commercer librement dans ces colonies. La France exportait donc en Côte d'Ivoire dans les premières années de la colonisation, des alcools de traite en quantités plus importantes que les vins ; ceux-ci par la suite, ont constitué l'essentiel des exportations d'alcools. De 1951 à 1954, l'alcool pur consommé en Côte d'Ivoire était dans la proportion d'environ 90% sous forme de vins. Ce qui correspondait à une consommation annuelle par habitant de 20 litres de vin rouge environ, contre 170 litres en France. La moyenne de la consommation individuelle était insignifiante par rapport à celle de la France. Mais la gravité du problème local de l'alcoolisme résidait d'une part, dans la concentration immodérée de la consommation dans certains centres ou cercles ou chez certains individus

---

[1] Cités par A. Dore-Audibert. Le service social en Afrique francophone dans une perspective de développement, op. cit., p. 510.

et, d'autre part, dans la falsification éventuelle des alcools dans certains comptoirs de brousse par adjonction de certains produits. L'on note d'une manière générale, de 1939 à 1954, une chute des importations des digestifs et des apéritifs qui semblent coïncider avec la mise en service en 1952 de la première brasserie de Côte d'Ivoire (BRACODI) à Abidjan, et, un peu plus tard, en 1960, de la Société de Limonaderie et de Brasserie (SOLIBRA). La bière locale était à la portée de beaucoup de bourses et compensait par la même occasion les effets attendus des digestifs et des apéritifs. Ce qui serait l'une des causes de cette chute. En revanche, les importations de vins ordinaires, boissons relativement bon marché, ont connu une montée vertigineuse.

Depuis donc l'introduction des eaux de vie, les marchés africains ont été progressivement saturés en alcools importés. Un plus grand nombre d'Africains ayant accédé facilement à ces alcools les ont peu à peu appréciés. C'est ainsi qu'au Cameroun, nombreux étaient les infirmiers qui consommaient de l'alcool à 90% au point que seul l'alcool à brûler teinté de mercurochrome était utilisé dans les hôpitaux de la capitale. À Dakar, plusieurs pharmaciens faisaient état de nombreux Africains qui achetaient une fiole d'alcool à 95% pour faire du pastis. Un lecteur sud-africain noir du « Cape Time » faisait remarquer qu'un repas sans vin est un jour sans soleil. Et l'on affirmait qu'à Madagascar le travail de Fanjakana ne serait jamais parfait sans alcool.

Aussi avec la proclamation de l'égalité des droits inscrits dans la constitution de 1946, est-ce l'élite africaine qui avait réclamé l'abolition de toute discrimination entre Européens et Autochtones quant à la consommation des boissons alcooliques. Une telle attitude connotait assurément l'expression d'une assimilation, laquelle était d'ailleurs affirmée par certains leaders africains dans la phrase suivante : « **On n'a pas le droit d'interdire chez nous les débits de boissons, puisqu'on ne les interdit pas en France** ».[1] Ainsi, les Africains, non seulement consommaient les mêmes boissons alcooliques que les Blancs, mais encore le faisaient avec la même fréquence, c'est-à-dire journellement. C'était même pour quelques-uns, un signe extérieur d'une certaine évolution. Cette façon de consommer ces boissons alcooliques a précipité des Africains dans l'alcoolisme, car la plupart d'entre eux, semble-t-il, présentaient un « état hépatique » précaire, une pré-cirrhose presque constante du fait du paludisme endémique, et un déséquilibre nutritionnel accentué par l'alcool. L'on explique généralement l'alcoolisme des anciens combattants par la pérennisation d'une habitude contractée durant le service militaire. Il en est de même des vieux fonctionnaires vivant depuis longtemps au contact du colon. À ce propos, Dore-Audibert[2] souligne que les alcools distillés ont fait leur apparition avec le retour des anciens combattants qui ont ramené dans leurs bagages, des alambics qui ont servi de modèles à des générations de bouilleurs de cru africains et les ont inscrits dans l'héritage colonial. En 1922, un tirailleur dahoméen a ramené du nord de la France, un alambic dans son village de Sédji (subdivision des Allada) et s'est mis à distiller du vin de palme. L'alcool obtenu est vendu par les commerçants Ouidah sous le nom de gin. Depuis, il est appelé du nom de son inventeur **SODABI**.

Peut-on alors affirmer que l'alcoolisme en Afrique noire est un phénomène essentiellement exogène ? Là-dessus l'on peut dire que si le noir est naturellement porté vers l'usage de boissons alcoolisées, le commerce des États dominants a cependant constamment encouragé le

---

[1] Première Conférence Interafricaine Antialcoolique, op. cit., p. 241.

[2] A. Dore-Audibert. Le service social en Afrique francophone dans une perspective de développement, op. cit., p. 513.

vice chez l'Africain, favorisé le passage de l'alcoolisme paroxystique rituel à l'alcoolisation régulière en lui en donnant les moyens. C'est en ce sens que la responsabilité du Blanc peut être considérablement engagée. La race noire se tue donc lentement avec l'alcool importé, car l'alcoolisme se développe rapidement et dangereusement dans les pays Outre Mer. À la vérité, dans un trop grand nombre de cas, l'influence des races blanches sur les nations non civilisées a été pour le mal et non pour le bien. À tel point qu'un commissaire britannique envoyé en A.O.F pour s'enquérir de quelques difficultés survenues dans un district du littoral fut obligé de déclarer : « **Les quatre derniers siècles de contact avec l'Afrique et le commerce européen avaient dégradé le peuple africain au lieu de l'élever et de le perfectionner** ».[1] Et Bruno Claver[2] n'a eu cesse de le répéter lors de nos échanges : « **La rencontre de l'Afrique noire avec l'Europe a été celle avec l'alcool** ». C'est souvent que l'on compare l'alcoolisation de l'Afrique à l'extermination des Amérindiens. C'est souvent aussi que les Nations-Unies[3] évoquent la notion de génocide qu'elles reprochent aux « alcooliens » et leurs souteneurs qui ont réduit d'un tiers la population de l'Oubangui en quarante ans, provoqué au Cameroun une extermination quasi totale de la population locale et la quasi-disparition des Kroumens[4] de la Côte d'Ivoire en moins d'un siècle. En Côte d'Ivoire, de 1939 à 1954, les cas d'éthylisme et d'alcoolopathies suivants ont été mis en évidence :[5]

---

[1] Première Conférence Interafricaine Antialcoolique, op. cit., p. 241.
[2] Médecin-Psychiatre, Alcoologue, consultant du centre de la Croix-Bleue Côte d'Ivoire
[3] Première Conférence, p. 241.
[4] Infra groupe Krou.
[5] Première Conférence Interafricaine Antialcoolique, 371-375.

-Cercle de Séguéla : pour une population de 173 000 habitants : 250 cas d'éthylisme dont 238 hommes ayant un âge moyen compris entre 30 et 50 ans.

-Cercle de Daloa : pour une population de 156 000 habitants : 110 cas de formes nerveuses, 1 597 cas de formes digestives (gastrite, cirrhose).

-Cercle de Tabou : sur une population de 18 000 habitants, il a été dépisté en deux mois : 36 cas d'imprégnation éthylique (28 adultes, dont 8 femmes, 6 enfants de 5 à 10 ans). L'éthylisme pourrait en outre intervenir dans 1 cas de formes nerveuses, 3 cas de formes digestives et 5 cas d'autres maladies. Un fait important est à signaler dans le phénomène d'éthylisme dans ce cercle. Des Kroumens marins qui s'embarquaient sur les navires de commerce jusqu'au Congo ramenaient de leur voyage des quantités considérables d'alcools. Angoulvant évaluait en 1913, leur consommation à 14 litres par an et par habitant. Par ailleurs, une petite partie de la population de Tabou-ville (pêcheurs **propos** originaires du Togo anglais), consommait de l'alcool à brûler vendu dans le commerce sous licence pour l'usage domestique. Cet alcool était additionné de cointreau ou de bonbons sucrés pour le rendre plus agréable au goût. Il y aurait donc, outre l'action toxique de l'alcool éthylique, une intoxication par l'alcool méthylique autrement plus rapide et dangereuse.

-Cercle d'Abengourou : sur une population de 29 234 habitants : 309 cas d'éthylisme dont 224 hommes et 84 femmes. Les cas d'éthylisme dans cette partie de la Côte d'Ivoire peuvent s'expliquer par le fait que la colonie, est, à l'est, limitrophe de la **Gold Coast** (Ghana) qui importait depuis 1890, des quantités impressionnantes d'alcools. Par exemple en 1911, ce pays avait importé 7 090 700 litres d'alcools, soit trois fois plus que la Côte d'Ivoire. Or, une partie de ces alcools franchissait clandestinement la frontière et n'était pas étrangère à la forte alcoolisation du

Sud-est ivoirien. Et les femmes en provenance de la **Gold Coast** présentaient souvent une imprégnation éthylique. Déjà vers la fin du XVIIè siècle, la première conférence interafricaine antialcoolique, faisait allusion à un voyageur qui signalait que les Noirs de la **Gold Coast** enseignaient l'ivrognerie aux enfants de trois à quatre ans comme si **ç'eut été** (Sic) une vertu. En outre, le Sud-est ivoirien pourrait se prévaloir des plus anciens contacts avec les Européens et était alors la zone la plus développée sur le plan économique. Ce « **qu'Agni boit** » est, semble-t-il, l'expression qui sert à désigner le gin, la boisson « préférée » des Agni et sa relative prospérité. Elle évoque aussi une véritable orgie. Les Agni, surtout ceux de l'Indénié, selon Niangoran-Bouah,[1] au moment des récoltes, remplissaient les bassines de vin rouge pour le consommer comme de l'eau ; des consommateurs mouraient dans ces bassines. Le «**koundjadjo** » est l'expression baoulé pour désigner ce vin qui a tué « **Djadjo** », c'est-à-dire Monsieur « **Kadjo** ». Autant de facteurs qui faisaient de cette zone, une zone d'alcoolisation ancienne.

---

[1] Niangoran-Bouah, op. cit.

-Cercle de Bouaké

Tableau I : Alccolopathies décélées dans le cercle de Bouaké

NATURE DES MALADIES	DÉPISTÉES	IMPUTABLES À L'ALCOOL	% DES MALADIES
Maladies du foie	588	424	72%
Maladies de l'estomac	2 173	827	38%
Maladies du système nerveux central	165	118	71%
Maladies du système nerveux périphérique	1 282	422	33%
Psychoses	50	31	62%
Totaux	4 238	1 822	42%

Source : Première Conférence Interafricaine Antialcoolique, op. cit., p. 375.

De toutes ces données il était difficile de tirer des conclusions fiables ; on pouvait cependant retenir ceci :

-C'étaient les régions riches, côtières et celles du centre qui étaient les plus touchées par l'éthylisme ;

-L'alcool retentissait surtout sur l'appareil digestif et le système nerveux, souvent fragilisés par d'autres causes : parasitisme intestinal, carence et déséquilibre alimentaires ;

-Tout comme à Bouaké, les autres cercles importants étaient probablement dans la même situation : 42% des affections digestives ou nerveuses puisaient leur source en totalité ou en partie dans l'éthylisme.

Au vu de ces alcoolopthies, on peut se demander si l'administration coloniale qui disposait de tous les pouvoirs de décision pouvait effectivement agir. Il est permis de répondre par l'affirmative et à la limite, de considérer que faute de s'être intéressée à l'importance de ce phénomène, ayant cru stopper ses effets par des mesures répressives qui ne faisaient que confirmer les causes, elle n'a fait que continuer à développer l'alcoolisation de la Côte d'Ivoire. Avait-elle cette administration coloniale le pouvoir d'aller à l'encontre des sociétés commerciales, de la politique métropolitaine ? À la limite, vraisemblablement, elle l'aurait pu si la lutte antialcoolique avait figuré dans les objectifs de sa politique sociale.

Les Ivoiriens ont fini par comprendre que les colonisateurs étaient mal placés pour leur demander de s'abstenir d'alcool, alors qu'ils continuaient eux-mêmes d'en consommer. Ils ont fini par prendre conscience que la lutte contre l'alcoolisme en Côte d'Ivoire était de plus en plus l'œuvre des Ivoiriens eux-mêmes, appuyés éventuellement de toutes leurs forces et de toute leur conviction, par ceux qui se sentaient responsables à leur égard. Mais cette lutte devrait reposer avant tout sur l'aide morale et les cadres à former parmi les Ivoiriens. La convention de Saint Germain-En-Laye n'avait servi que la cause des pays exportateurs d'alcools. D'ailleurs comment pouvait-on penser qu'une « nation civilisée », incapable de se défendre elle-même, pourrait-elle, dans une région lointaine « sous-développée », combattre un phénomène qu'elle a elle-même propagé. Soulignons que les pouvoirs publics français n'ont jamais eu ni la volonté ni la capacité de lutter contre l'alcoolisme en France ; ils ont toujours eu une politique ambiguë et contradictoire face à ce phénomène.

On peut se demander si des administrateurs conditionnés par un contexte métropolitain avaient le désir de protéger la Côte d'Ivoire de ces conduites addictives.

La lutte contre l'alcoolisme en France, commencée au Moyen Âge sous Charlemagne, est depuis, restée vaine. Trois gouvernements de la quatrième république ont même été renversés pour avoir osé lutter contre l'abus du tyran alcool. N'oublions pas du reste que la France, la plus grande consommatrice d'alcool dans le monde à cette époque, en était en même temps le plus grand facteur d'alcoolisation. En effet, la consommation annuelle d'alcool par tête était de 34 litres par adulte, contre 18 en Italie, 12,5 en Suisse, 4 à 5 dans les pays nordiques et aux États-Unis ; le nombre d'alcooliques était le plus élevé : 1 sur 25 adultes ; les ravages sont les plus considérables : 152 milliards, somme d'ailleurs très insuffisante pour atténuer les maux[1].

Certes, il existe un alcoolisme de type traditionnel. Mais il existe aussi un alcoolisme de type occidental qui est une conséquence du fait colonial et de la traite des noirs. Selon Dore-Audibert,[2] « **Le développement de cet alcoolisme a connu trois phases : du début de la traite à 1949 avec le règne de l'eau de feu ; de 1949 à 1955, le vin ; de 1955 à 1960, la bière** ». On peut dire aussi que la métropole a contaminé la Côte d'Ivoire et n'a pas su traiter les causes et les effets de l'alcoolisation, essentiellement par intérêt commercial. Les Ivoiriens ont donc hérité de cette gangrène qu'est « l'alcoolisme endémique » devant lequel ils semblent être résolument démunis. Et c'est depuis 1946 que l'on parle de plus en plus d'alcoolisme en Côte d'Ivoire plutôt que d'alcoolisation.

Nous avons restitué expressément le contexte colonial qui permet de saisir mieux les objectifs réels de l'introduction des boissons alcoolisées d'origine européenne en Afrique et en Côte d'Ivoire et, en même

[1] G. Malignac, op. cit. p. 91.
[2] A. Dore-Audibert, Le service social en Afrique francophone dans une perspective de développement, op. cit., p. 511.

temps, d'appréhender les difficultés liées à la lutte contre l'alcoolo-dépendance. L'alcool fut pour les européens, un instrument de facilitation de communication et de relations sociales en vue d'asseoir leur domination. Les Ivoiriens, n'étant pas habitués à consommer des boissons à fort degré d'alcool, ont vu leur vulnérabilité s'accélérer et l'alcoolisme gagner du terrain. Comme quoi, on peut le dire, à chaque civilisation, son alcool. Alors, il fallait s'organiser à cette époque, pour lutter contre cet alcoolisme. Ainsi, dès 1954, les Ivoiriens entreprirent l'ébauche d'une action dont l'histoire semble être liée à celle de la Croix-Bleue dans le monde et en Côte d'Ivoire.

1.3. Historique de la Croix-Bleue dans le monde et en Côte d'Ivoire

Le fondateur de la Croix-Bleue est Louis-Lucien Rochat. Né en Suisse en 1849 dans une famille d'horlogers, il meurt en 1917. Après ses études de théologie, il fait un stage en Angleterre, y rencontrent des abstinents heureux et bien portants. Un ancien buveur lui apprend que le seul remède de l'alcoolisme est l'abstinence totale et non une impossible modération. Louis-Lucien Rochat s'impose alors le renoncement à toute boisson alcoolisée. Rentré en Suisse, il assume des charges pastorales et préside plusieurs services funèbres, après décès prématurés ou brutaux, tous dus à l'alcool. Voyant l'ampleur de ce fléau, il décide de venir au secours des alcooliques. C'est à Cossonay, le 21 août 1877, qu'il fonde avec des amis, la société suisse d'abstinence qui prendra le nom de Croix-Bleue en 1881 (assistance aux victimes de l'alcool) par analogie à la Croix-Rouge (assistance aux victimes de guerre). Progressivement, malgré les oppositions et moqueries, la Croix-Bleue connaît deux ans après, une évolution. Le mouvement gagne de nombreux pays d'Europe, puis s'étend en Afrique dont la Côte d'Ivoire particulièrement.

La Croix-Bleue fut introduite en Côte d'Ivoire vers 1930 par le pasteur français et docteur en médecine Pierre Benoît, membre de la Croix-Bleue française. C'est dans le « circuit » de Grand-Lahou, où il était en poste, qu'il créa les premières sections de la Croix-Bleue. De 1930 à 1954, soit un quart de siècle durant, la Croix-Bleue est restée une activité de l'église méthodiste, sans statut officiel. En 1953, grâce au concours de M. G. Manceau, fonctionnaire protestant français, la Croix-Bleue ivoirienne découvre la Croix-Bleue française dont elle deviendra par la suite une des descendantes d'outre-mer. Cette situation favorise son agrément par les autorités administratives le 1er avril 1955. En 1956, le synode de l'Église méthodiste, reconnaissant la vocation nationale de la Croix-Bleue, lui accorde l'autonomie de gestion et de direction. Dans la même année, la Croix-Bleue crée avec Djessou Loubo, le comité d'action antialcoolique en Côte d'Ivoire dont elle assurera la vice-présidence. Du 23 au 30 juillet 1956, elle organise, avec ce comité, la première conférence interafricaine de lutte antialcoolique à Abidjan, sous les auspices du haut comité français d'études sur l'alcoolisme. En 1958, elle obtient son indépendance de la Croix-Bleue française et désormais, n'entretiendra avec elle que des rapports amicaux.

L'année 1959 est celle de l'éveil de la Croix-Bleue ivoirienne : l'événement qui marque ce nouveau départ est la 15e conférence internationale des sociétés de la Croix-Bleue, tenue du 25 au 29 septembre 1959 à Bâle (Suisse). La délégation ivoirienne composée de trois personnes réussit à faire admettre la Croix-Bleue ivoirienne comme membre à part entière de la fédération internationale. En 1960, eu égard à la proclamation de l'indépendance de la Côte d'Ivoire, il est procédé à la révision des statuts afin de les adapter à la nouvelle situation. En 1964, par décret présidentiel no 64/372 du 25 septembre 1964, la Croix-Bleue est reconnue comme d'utilité publique.

1.4. Création d'un comité d'action antialcoolique en Côte d'Ivoire

Outre la Croix-Bleue (association d'inspiration protestante), les associations suivantes[1] furent formées ou tout simplement préconisées dans le dessein de se consacrer dans un cadre professionnel à l'action antialcoolique pour résoudre les problèmes pratiques intéressant directement leurs membres.

- La Croix d'Or : association d'inspiration catholique ;
- Les Bons templiers : association des colons ;
- L'association des chefs coutumiers et notables antialcooliques ;
- L'association des chauffeurs sans alcool ;
- L'association des commerçants et restaurateurs antialcooliques ;
- L'association des éducateurs abstinents ;
- L'association des cheminots antialcooliques ;
- L'association des ouvriers antialcooliques.

Ces neuf associations se sont fédérées avec la Croix-Bleue pour former le comité d'action antialcoolique indiqué plus haut et présidé par Djessou Loubo. Un projet du statut de cette fédération fut élaboré. Le comité, conformément à l'article 10 du statut, a créé une section à Songon Agban le 25 septembre 1955. Il a établi des relations avec des localités de Soubré, Daloa, Aboisso, Bongouanou, Bouaké, Lakota et une documentation y a été envoyée. Les activités du comité ont essentiellement consisté à informer, sensibiliser et éduquer les populations ivoiriennes. De nombreux appels ont été lancés par le

---

[1] Comité d'action antialcoolique en Côte d'Ivoire (1955), Cahiers documentaires, n° 2 et 3.

comité à tous les habitants de la Côte d'Ivoire notamment aux périodes suivantes : Noël 1954, Pâques 1955, 1er mai 1955, 14 juillet 1955. Le comité a exhorté chaque Ivoirien à adhérer avec ou sans engagement au comité. À l'occasion de la première conférence interafricaine antialcoolique, le comité a invité les Abidjanais et l'élite ivoirienne, africaine et européenne à manifester leur solidarité pour libérer la Côte d'Ivoire de l'alcool. Le comité a fait remarquer que devant l'incendie, l'inondation, les tremblements de terre, il n'y a pas d'hésitation ; les contributions de toutes sortes affluent, la solidarité joue à plein. Devant le pire des fléaux qui ruine les corps et les âmes, disloque les familles, entraîne discordes, accidents et crimes, ravale les hommes, les femmes et les enfants au rang de déchets sans conscience ni dignité, pourquoi n'en serait-il pas de même ?

Le comité a adressé par ailleurs une lettre ouverte au président de la commission des boissons de l'Assemblée nationale Palais Bourbon-Paris en avril 1955 ; celle-ci s'apprêtait à envoyer une délégation en Côte d'Ivoire, dans le cadre d'une étude dans les territoires d'outre-mer, sur les dangers dus à la consommation des boissons traditionnelles de fabrication locale, et envisager un développement des exportations de boissons de la Métropole et notamment du vin. Dans cette lettre, le comité s'est employé à démontrer que les boissons traditionnelles de fabrication locale présentaient moins de dangers pour les Ivoiriens que les boissons d'origine métropolitaine. Le comité de temps à autre a utilisé, comme moyens d'action, la presse locale, des affiches, des tracts, la radio, des projections de films (mais non adaptés à la Côte d'Ivoire). Il a organisé des journées d'information et des manifestations publiques. Il est intervenu auprès des autorités administratives et politiques pour solliciter leur concours à la diffusion des affiches éditées, et empêcher l'apposition sur les chantiers, des affiches de publicité et la suppression de celles-ci en faveur d'une marque de boisson distillée sur les panneaux de la circulation. Ce que demandait le comité à la population, c'était l'attitude abstinente. La manière d'y parvenir : l'abstinence totale recommandée aux enfants, aux alcoolomanes et aux intolérants, à la famille de ceux-ci, traités ou guéris, aux membres du comité d'action antialcoolique ; la tempérance et l'abstinence circonstancielles ou partielles aux conducteurs d'automobile, de train et d'avion.[1]

Les résultats obtenus dans certains domaines ont, semble-t-il, été encourageants. La suppression d'une publicité dans un hebdomadaire très répandu parmi la jeunesse relative à une boisson distillée a été effective. Les populations rurales ont été nettement plus réceptives et perméables à l'égard de l'éducation antialcoolique que celles des villes et surtout d'Abidjan. De façon générale, une baisse a été constatée par le comité et la direction de santé publique. Ces quelques motifs de satisfaction n'ont été, en réalité, que de façade. En effet, alors que la pression des importateurs et les moyens publicitaires dont disposaient les grandes marques de boisson étaient restés considérables, le comité, en l'absence de toute action et de budget officiels, éprouvait des difficultés pour continuer son action. Ce qui, du reste, fut prévisible, eu égard aux difficultés que le comité a rencontrées dans la formation des associations spécialisées, singulièrement au niveau de l'élite et des hommes de bonne volonté et capables de mener efficacement une lutte. L'association médico-sociale n'a pu voir le jour, celle des chauffeurs sans alcool n'a pu fournir de responsable. Aucune des sections scolaires et de jeunesse préconisées n'a pu être mise sur

[1] Comité d'action antialcoolique en Côte d'Ivoire, Cahiers documentaires, n° 2 et 3.

pied. Les relations entre le comité et la profession vinicole, en particulier les diverses lettres, mises au point, demandes de précisions ou de diffusion de certains communiqués relatifs au développement de jus de fruits adressés au journal la Journée Vinicole, n'ont plus été suivies de suite.

En définitive, le comité national antialcoolique n'existe plus. Les pouvoirs économico-politiques l'ont progressivement étouffé en lui interdisant l'accès aux moyens d'action, en « intimidant » ses membres influents. Ce comité, qui avait commencé à « sentir mauvais », s'était éteint lentement, faute de moyens matériels et « intellectuels ». « **Aujourd'hui, quand on parle de comité antialcoolique en Côte d'Ivoire, il s'agit d'un comité croix-bleusien, fantôme, et sans grand moyen** », nous a confié en 1990, un informateur, nostalgique, lui-même membre du dit comité. La réalité est que toutes les associations spécialisées énumérées plus haut, ont disparu. La lutte antialcoolique semble être l'affaire de la Croix-Bleue ivoirienne seule qui, avec l'aval de l'État ivoirien et de la Fédération Internationale de la Croix-Bleue, a créé son centre d'accueil, pour matérialiser le troisième volet de sa « devise » à savoir, guérir ; les deux premiers étant : prévenir, conseiller. Après avoir exposé les motivations de l'introduction des boissons alcooliques d'origine européenne dans la société précoloniale et coloniale, la consommation de ces boissons par les Ivoiriens et les alcoolopathies qu'elle a engendrées ainsi que la lutte menée, il convient d'examiner à présent la consommation des vins de palmiers et du **dolo** dans la société traditionnelle, la philosophie qui la sous-tend et les conséquences qui en découlent.

2. CONSOMMATION DES BOISSONS ALCOOLISÉES LOCALES DANS LA SOCIÉTÉ TRADITIONNELLE

« L'homme, on le sait, est ainsi fait que dans tous les pays, sous tous les climats, son système nerveux demande un poison qui lui procurera, sinon un paradis artificiel sur la terre, au moins une jouissance soit d'action, soit de rêve ».[1] La recherche de boisson alcoolisée a été donc une préoccupation des peuples de Côte d'Ivoire. Ceux-ci disposent depuis des temps immémoriaux de deux sortes de boissons alcoolisées. Le dolo (bière de céréales) et les vins de palmiers (le rônier : BORRASSUS FLABELLIFER LINN VAR. AETHIOPICUM WARB, le palmier raphia : RAPHIA P. BEAV, le palmier à huile : ELAEIS GUINEENSIS JACQ).

Le **dolo**, traditionnellement obtenu à partir du maïs, du petit mil, du sorgho rouge ou blanc, s'est étendu au miel, à la mangue et à de nombreux autres éléments végétaux. La découverte du **dolo** et du vin de palme fut, au regard de l'histoire, le fait d'un hasard. En effet, l'idée de fabriquer du **dolo** serait partie de l'observation d'animaux qui ont mangé du mil en germination et ont eu un comportement bizarre. L'histoire raconte aussi que l'observation serait partie d'enfants qui, par curiosité, ont goûté au maïs en germination destiné à la semence et ont rendu compte de sa saveur sucrée aux aînés. Quant au vin de palme, sa découverte, selon la légende, serait due aux éléphants qui ont détruit des palmiers sur leur passage. Des hommes en quête de nourriture et d'eau, ont goûté au jus fermenté des

[1] G. Malignac, op. cit., p. 17.

bourgeons. Ils ont alors mis leur ingéniosité à la recherche de l'amélioration de ce jus qui du reste, les a émerveillés, aussi bien par sa saveur que par ses effets.

Si l'on s'en tient à certains auteurs, on peut penser à la limite, qu'en consommant du dolo et, notamment du vin de palme, on ne consommerait pas de boissons alcoolisées ni de vin. Des études de Van Pee et Swings,[1] de Monnier,[2] de Fosso,[3] de Munyanganizi,[4] de Masiala-Tsobo,[5] de mulkay et Delaude[6], il ressort que la teneur en alcool du vin de palme, qui est fonction de la température et du temps écoulé depuis sa récolte jusqu'à sa stabilisation après 24 heures, varie de 1° 4 à 6° 6. Aussi, selon Munyanganizi et Massia-Tsobo, le terme « vin de palme », utilisé pour désigner les boissons alcoolisées récoltées des différents palmiers, est inapproprié ; il résulte d'une tendance qui consiste à faire correspondre à tout prix des boissons alcooliques particulières à une région du monde, à une classification préétablie. Cette manière de procéder est source d'erreur parce qu'elle ne rend pas bien compte de la réalité : la sève de palmier renferme du saccharose, alors que le moût de raisin est composé de glucose et de fructose ; ensuite la fermentation dans le vin de palme est spontanée ; enfin cette boisson se conserve difficilement alors que le vin classique représente la forme alimentaire

---

[1] W. Pee, J. Swings (1972) Le vin de palme : étude chimique et microbiologique.

[2] Y. Monnier (1977) Problème de l'approvisionnement d'Abidjan en vin de palme, 141-177.

[3] KE. Fosso (1979) Influence du vin de palme d'origine camerounaise sur les paramètres lipidiques et protéiniques du rat des deux sexes, Rev. « L'Alcoolisme », 25 (4), 61-67.

[4] B. Munyanganizi (1982) Technologie des industries de transformation, Yagambi, IFA.

[5] Masiala-Tsobo (1986) Évaluation de la qualité chimique de quelques boissons fermentées africaines, « Psychotropes », III (2), 39-44.

[6] P. Mulkay, C. Delaude (1986) Valeur nutritive des boissons fermentées africaines, « Psychotropes », III (1), 33-35.

stabilisée du raisin. Les analyses de la sève fraîche du palmier montrent sa grande richesse en vitamine C (soit 100 mg/100 ml) et sa teneur en sucre (13%). Elles font ressortir également la présence de cette vitamine dans le vin de palme. Ces mêmes analyses indiquent que la consommation quotidienne d'un demi-litre de cette boisson suffit à couvrir les besoins quotidiens en vitamine C d'un homme de 70 kg. L'étude de N'dri[1] situe le degré volumétrique du dolo dans les mêmes proportions que celles du vin de palme. Le dolo, exclusivement fabriqué par les femmes, fait, avant tout, penser à une boisson faisant partie intégrante de l'art culinaire, plutôt qu'à un breuvage enivrant pouvant engendrer la dépendance avec alcoolopathies.

2.1. Consommation du vin de palme

Consommation du vin de palme : une pratique de groupe, un rite et un protocole

Ontologiquement et traditionnellement, la consommation du vin de palme est une pratique de groupe ; elle nécessite un minimum de préparation. Nous en donnons les grands traits en pays baoulé[2]. La disposition des consommateurs les uns par rapport aux autres est d'une importance stratégique ; il s'agit de faciliter la circulation de la parole, du godet et l'accès au serveur. C'est une disposition qui laisse apparaître généralement un cercle ou un demi-cercle au milieu duquel se positionne le serveur.

Le nombre de consommateurs n'étant pas limité, le cercle n'est jamais définitivement clos ; les retardataires et même les imprévus sont toujours les bienvenus. Avant la consommation proprement dite, le « propriétaire » de la boisson passe par un intermédiaire pour l'offrir, ou, à

---

[1] K. N'Dri (1987) Foie et alcool.

[2] Infra groupe Kwa

défaut d'un terme approprié, la « destiner » à quelqu'un (habituellement le doyen ou l'étranger) qui, à son tour, informe l'assemblée pour qu'elle l'aide à remercier l'offreur. Notons que l'enfant ou le jeune, en présence de son père ou du doyen de son lignage, n'offre jamais la boisson même s'il en est « propriétaire » : ce serait trop d'honneur pour lui. Aussi dira-t-il en s'adressant au « destinataire », c'est mon vieux ou mon papa qui vous offre cette boisson. Offrir ou « destiner » la boisson à quelqu'un, c'est d'abord placer la consommation de cette boisson sous sa responsabilité. C'est pourquoi l'acceptation de l'offre ne se fait jamais d'emblée ou unilatéralement. L'intéressé demande toujours l'avis de l'assemblée comme pour savoir s'il mérite une telle considération. C'est ensuite donner un nom à la boisson, la baptiser, la sortir de l'anonymat, l'animer. C'est enfin faciliter la tâche du serveur qui saura désormais par qui commencer, par qui terminer et à qui revient le fond de la boisson.

Le serveur et l'offreur sont les premiers, notons-le bien, à goûter respectivement à la boisson pour montrer qu'ils ne l'ont pas empoisonnée, l'un, en servant, l'autre, en récoltant ou en assurant la garde jusqu'à l'offre. Le prochain et « vrai » service est adressé au doyen qui se doit de goûter avant de procéder à la libation. Le fait de goûter est la preuve que le produit qui va être partagé avec les ancêtres et les divinités est indemne de toute souillure. Il faut donc les inviter à bénir et à « superviser » la cérémonie afin qu'elle se déroule dans la pureté, la quiétude, la joie, la fraternité, la convivialité, la solidarité, et que les vœux de tous soient exaucés. C'est donc un geste de haute portée qui confère à la séance de consommation un cachet solennel. Après vient le tour de celui à qui la boisson a été offerte ; le serveur poursuit avec les autres consommateurs, lui-même y compris, dans un ordre de préséance fondé ordinairement sur l'âge. La fin de la séance est marquée par le fond de la boisson ou (fond du **bandji** : fond du vin de palme) qu'il faut, après que le serveur l'ait présenté à celui à qui la boisson a été offerte, verser à terre, mais pas par n'importe qui et n'importe comment. C'est pourquoi cette tâche est du ressort du doyen qui a procédé à la libation. En effet, après avoir invité les ancêtres et les divinités à présider le rituel et à veiller sur les consommateurs, il faut leur remettre le fond de la boisson en guise de reconnaissance et de remerciement. Cet acte final très attendu par l'assemblée et qui requiert son attention doit être accompli avec habileté ; il est consacré par la formule suivante ainsi littéralement traduite : « **c'est le fond du bandji qui finit, le fond de l'homme ne finit pas** ». Autrement dit, c'est la boisson qui est en train d'être consommée qui est complètement épuisée ; l'homme, lui, est éternel, à travers sa descendance qu'il souhaite nombreuse, laquelle assurera la pérennité de cette tradition.

Nous voudrions insister sur le caractère hautement rituel et pédagogique de la consommation du vin de palme à travers le fond du **bandji** chez le Guéré[1]. Il s'agit de quatre acteurs qui entrent en jeu pour accomplir ce geste : le plus jeune du groupe de consommateurs, celui qui est chargé de servir, celui qui est chargé de verser et le doyen d'âge. Une fois le service terminé, le serveur remet le gobelet contenant le fond du **bandji** au plus jeune pour le présenter au doyen d'âge. Ce gobelet doit être plein, car, il ne peut, par respect, être présenté au doyen d'âge à moitié vide. Sans quoi, le jeune a le droit de refuser de le lui présenter et de demander des explications au serveur qui peut être passible de sanction. Le doyen d'âge donne l'autorisation de verser le fond du **bandji**. Le serveur se déchausse, s'accroupit devant lui, le visage tourné vers le

[1] Infra groupe Krou

soleil levant. Il demande à l'assistance de retenir son souffle et verse le fond du **bandji** après un discours incantatoire et métaphorique du doyen. Le verseur informe l'assistance par classe d'âge et par génération que la boisson à consommer est épuisée. C'est alors seulement que les remerciements fusent de tous les côtés. Ceux qui auraient dit merci avant que le serveur n'annonce la fin de la consommation se seraient exposés à des sanctions. De même, le serveur qui, a priori, est reconnu pour son savoir-faire et son savoir-être se serait exposé à des sanctions en cas d'erreur. Aussi est-il tenu de dire en terminant : **NI ON BLA,** c'est-à-dire que le bonheur et la paix comblent tout le monde. L'assistance répond en chœur en apposant les paumes sur le front ou les ouvre tout simplement pour recevoir le bonheur : **PE E BLA**, c'est-à-dire, que ce vœu soit exaucé ou ainsi soit-il. Mais il frappe le sol de la plante des pieds pour enterrer tout ce qui est malheur. L'assistance poursuit en disant : **AOOZI BO**, nous sommes au-dessus des autres, nous sommes supérieurs aux autres. **AOOZI BO** est un cri de guerre ; et, étant guerrier, le Guéré ne peut que saisir cette opportunité pour pousser ce cri qui évoque la puissance des masques. Notons que la sanction prévue en cas de vice de forme par les masques qui régissent la société guéré est le paiement d'une amende forfaitaire d'un anneau de bronze. Cette amende est portée à deux anneaux, soit l'équivalent de 200 francs CFA. Si le contrevenant refuse de payer (ce qui arrive rarement), l'on lui infligera l'amende suprême de sept couvertures et d'un mouton.

Le fond du **bandji** peut réunir plusieurs quartiers ou cantons. C'est le cas le plus souvent chez le Wobé[1]. La procédure devient alors plus complexe. D'abord, il faut prendre en considération le fond du **bandji** de chaque quartier ou de chaque canton. Ensuite il faut remonter

[1] Infra groupe Krou.

l'histoire de chaque quartier ou de chaque canton par ordre de préséance, c'est-à-dire en fonction de leur noblesse. Enfin, au besoin, il faut refaire un seul fond de **bandji** à partir du fond du **bandji** de chaque quartier ou de chaque canton. Cette procédure exige des acteurs, davantage d'expériences et d'habileté dans le langage, de connaissances de l'histoire du peuple Wê qui, à y regarder de très près, est, en partie, conceptualisé dans le fond du **bandji**, c'est-à-dire, inscrite dans celui-ci. Soulignons qu'il n'existe pas de fond du **bandji** en cas de funérailles, quelle que soit la classe sociale du défunt. On le remet au neveu du défunt pour le « jeter » loin du lieu de consommation ; ainsi, on ne risque pas d'entretenir le malheur. Le fond du **bandji** est considéré comme source de bonheur ; il ne faut donc pas le « contaminer » par le malheur que sont les funérailles. Le neveu, en pays wê, est choyé et sacré ; il est donc la personne indiquée pour jeter le fond du **bandji** afin que le vœu émis soit réalisé, à savoir, éloigner le malheur. Les interprétations du fond du **bandji** ne sont pas univoques. Il peut avoir des variations selon les régions et les décodeurs. Néanmoins, l'idée fondamentale demeure : la recherche du bonheur à travers ce rite.

1.1.1. Consommation du vin de palme et civilités

Pendant tout le processus de la séance de consommation, les comportements, attitudes et gestes des acteurs doivent rimer avec bienséance, courtoisie, respect, politesse, savoir-faire, savoir-être. Dans cette optique, en pays baoulé, celui qui procède à la libation, dans un souci de pureté de ce geste salutaire et de respect des ancêtres et des divinités, tout comme en pays guéré et wê, doit se déchausser, s'asseoir sur un tabouret ou s'accroupir pour l'accomplir. Les participants ne doivent pas s'asseoir à même le sol les pieds croisés (sauf en situation de deuil), mais de préférence sur un tabouret.

Le choix du serveur n'est pas un fait du hasard ; c'est à la fois une marque de confiance et un défi qui lui est lancé. Il doit, en effet, avoir du flair, pouvoir maîtriser la préséance, les codes et les subtilités propres à la consommation du vin de palme ; le succès de la séance dépend en grande partie de sa vigilance, de sa pondération, de sa lucidité. Il doit remplir « raisonnablement » le gobelet, car, trop creux, équivaudrait à une injure, débordé, signifierait gaspillage du produit sacré ; et prendre soin de ne pas plonger le doigt dans la boisson servie au risque d'être suspecté d'attenter à la vie de celui qu'il sert en y introduisant du poison. L'attitude conseillée est d'avoir le pouce posé sur le bord du gobelet et non pointé vers celui qu'il sert : c'est une insulte surtout quand c'est un aîné. Il ne doit pas faire passer le vin servi dans le dos d'un consommateur ; ce dernier connaîtra le malheur. La consommation du vin de palme est source de communicabilité et donc de bonheur, or on ne peut « attraper » le bonheur dans le dos. Si la taille du groupe ne permet pas au serveur de joindre directement un consommateur, ce dernier se fait aider par un intermédiaire. Alors il dit : « **Fais-moi traverser l'eau** ». Au besoin, c'est lui qui se déplace pour se mettre à portée du serveur. En aucun cas, les deux ne doivent tendre le bras au point de le faire craquer, signe de malheur. Si le serveur, pour une raison ou pour une autre, est dans l'obligation de se retirer, même momentanément, il doit, pour passer le relais à un autre, jeter un caillou contre le contenant du vin qu'il sert pour signifier qu'il y a changement de serveur et qu'en cas d'incident, il n'est pas responsable. À un ou deux gobelets près, pour ne pas surprendre l'assemblée, le serveur doit signaler déjà la fin de la boisson en présentant le fond du **bandji** à celui à qui la boisson a été offerte. Après consommation, il retourne le gobelet au serveur qui le remplit à nouveau. C'est ce qu'il remet à celui qui a procédé à la libation pour constituer le fond qui servira à clôturer la séance.

Le consommateur, pour être convenant et courtois, ne doit pas claquer des doigts en recevant le gobelet, il doit le prendre avec délicatesse. Il ne doit pas le vider d'un trait, gloutonnement ou avidement comme gagné par une pulsion à boire. En outre, claquer des mains, de la langue ou adopter tout autre comportement, geste, attitude, pouvant insinuer la réclamation d'un autre service sont déplacés. Il faut boire à petites gorgées de sorte à laisser dans le gobelet un fond à verser. Le consommateur doit verser ce fond devant lui de manière à ce que le gobelet rase le sol. Ce geste, auquel l'enfant n'a pas droit, loin d'être un geste banal, doit être posé avec application. Car le fond du **bandji** est porteur de message ; il prédit l'avenir du consommateur et de sa famille. Toutefois, le décryptage du message qui est fonction de la configuration de la trace laissée par le fonds versé n'est pas du ressort des cadets, non seulement parce qu'ils n'en sont pas capables (risque d'erreur), mais aussi parce qu'ils ne peuvent en assumer la responsabilité.

Des moments et des lieux de consommation du vin de palme

La récolte du vin de palme, activité exclusivement masculine en pays baoulé, n'est pas propice en toute saison, notamment en période de la grande saison des pluies et l'harmattan, qui ne favorisent pas l'épanouissement de la sève, par conséquent la productivité. Ces intempéries précipitent plutôt la mort de l'arbre qui ordinairement a une durée d'exploitation d'un à deux mois et demi. Outre ces intempéries, les périodes d'intenses travaux champêtres imposent une mise en veilleuse de cette activité. La caractéristique essentielle du vin de palme est qu'il doit être consommé le jour même de son extraction, à la rigueur le lendemain. Épais, laiteux, pétillant et sucré quand il vient d'être récolté, il s'éclaircit, devient aigrelet et même acide à mesure que la fermentation progresse. Toutefois, il ne se consomme pas à n'importe quel moment de la journée et en tout lieu. La récolte se faisant deux fois par jour, le matin et l'après-midi, celle du matin peut se consommer sur le lieu de la récolte, dans un endroit aménagé expressément que le Baoulé appelle : **n'gblaliè**. En ce lieu, l'alcoolisation au vin de palme se justifie par le fait que les travaux champêtres sont basés le plus souvent sur la coopération : le « **n'gbli** » est l'expression de ce travail coopératif dont il faut insister sur l'aspect anthropologique ; il est une institution conçue comme un des fondements des structures sociales traditionnelles. Seules comptent l'entraide, la camaraderie, la solidarité. La concurrence qui s'apprécie et se rémunère au prorata du rendement est exclue. Celui qui reçoit le groupe a le devoir de fournir et le manger et le boire. Et habituellement comme le manger coûte cher, il met l'accent sur le boire. L'objectif fondamental de la consommation de cette boisson, qui intervient pendant la pause, est d'accroître la force du travail et le rendement de l'équipe. Le vin de palme est alors utilisé comme un stimulant ; il a une fonction « ergonomique ». Une fois l'effet recherché atteint, s'il y a un reste, il est mélangé à la récolte du soir ; le vin de palme n'accompagnant jamais les repas. Ici, on prend le temps de deviser et d'animer la soirée en consommant ce vin dans un endroit approprié, généralement à l'arrière-cour.

1.1.2. *Consommation du vin de palme et harmonie sociale*

L'un des fondements de la consommation du vin de palme est la quête, la préservation et la promotion de l'harmonie sociale entre les hommes eux-mêmes, entre ceux-ci, les ancêtres et les divinités. Des événements hautement significatifs comme les naissances, les baptêmes, les fiançailles, les mariages, les funérailles, ne peuvent avoir le succès escompté qu'en consommant du vin de palme et en en offrant en libation aux ancêtres et aux divinités. Chez le Yacouba[1], le baptême qui intervient trois jours après la naissance d'un enfant de sexe féminin et quatre jours après celle d'un enfant de sexe masculin consiste à baigner l'enfant dans du vin de palme. La personne qui officie le baptême en met dans sa bouche pour asperger la figure de l'enfant. Elle le fait trois fois pour la fille et quatre fois pour le garçon. Ainsi l'enfant pourra-t-il affronter les difficultés de la vie et connaître le bonheur et la prospérité. Chez le Guéré, le mariage ainsi que le baptême d'un enfant ne peuvent se faire sans le vin de palme. Chez le Mounan[2], quand il y a un décès, les personnes orphelines de père sont invitées à consommer du vin de palme autour d'un feu préparé à cet effet. Les personnes ne remplissant pas cette condition qui en consomment par entêtement perdent séance tenante connaissance et peuvent en mourir. Ces personnes ne recouvront leur santé qu'après avoir offert un cabri et un canari de vin de palme. Cette institution apparaît comme l'expression d'une solidarité entre orphelins de père. Rappelons que le feu occupe une place importante dans la société mounan : il est « mangé » en cas de nécessité sous la vigilance des masques. Le vin de palme est indispensable pour réparer les situations litigieuses

[1] Infra groupe Krou.

[2] Infra groupe Mandé.

(adultère, inceste), il est la boisson d'accueil de l'étranger de marque qui tirera vanité de ce qu'il aura consommé de la boisson des ancêtres, la boisson par excellence. Des bois sacrés et des fétiches, garants de la sécurité et de l'équilibre de la société, ne peuvent être adorés qu'avec du vin de palme. En pays baoulé, c'est du vin de palme qu'il faut offrir en libation au caillou ou à l'arbre, symboles de l'alliance avec la terre pour qu'un campement ne devienne un véritable village.

Le vin de palme porte en lui-même les indices de l'harmonie sociale, il est la boisson léguée par les ancêtres qui, depuis leur disparition, vivent désormais dans la vérité. Le Baoulé appelle l'au-delà « **nanhoulè klô**: village de vérité. C'est pourquoi il consomme cette boisson en mémoire des ancêtres d'autant qu'ils participent à son éducation. De par sa mouche blanche comparable à la barbe du patriarche, le vin de palme est symbole de sagesse, de sérénité, d'équité, de justice, de longévité, de paix, de quiétude ; et c'est dans cet esprit qu'il est consommé.

Consommation du vin de palme et rapport aînés/cadets

La société traditionnelle est d'essence gérontocratique. Et il est généralement admis que c'est autour du vin de palme que les aînés livrent leur savoir aux cadets. C'est pour cette raison que lorsque les cadets invitent les aînés dans le **n'gblaliè**, c'est pour recevoir d'eux des connaissances. Ces aînés failliront à leur devoir s'ils ne leur livrent pas quelques aspects de leur science. Ils mettent alors à profit les moments de pause pour les évaluer, les tester, afin de les instruire, les éduquer. Pour se disposer à apprendre et à connaître, les cadets, quand ils sont servis, ne retiennent pas longtemps le gobelet avant de le vider. D'ailleurs une telle attitude supposerait qu'ils ont des conseils ou des enseignements à donner aux autres ; ce qu'ils ne peuvent ou ne sont habilités à faire en présence des aînés. En outre, retenir le gobelet les rendrait distraits pendant qu'ils doivent écouter attentivement les aînés, seuls détenteurs de la science. C'est en ce sens que le **n'gblalié** est le lieu le plus indiqué pour recevoir les enseignements, car susceptible de garantir la sérénité et la discrétion. En effet, d'une manière générale, ce qui s'y dit ou s'y fait doit être tenu secret, ce sont des « choses » qui ne peuvent se dire ou se faire en présence des femmes ou au village. C'est pourquoi l'accès au **n'gblalié** est interdit aux femmes. Il ne faut donc pas trahir un quelconque secret ; celui qui vient en parler au village peut être sanctionné : se voir interdire l'accès du **n'gblalié**, par exemple.

1.1.3. Consommation du vin de palme : une école

La consommation du vin de palme se présente comme l'une des occasions favorables du point de vue gnoséologique. Les thèmes abordés dans le cadre de l'acquisition et des échanges du savoir, de la connaissance et de la science sont divers et variés. Ils ont trait en général à l'histoire du village, des familles, à la généalogie, à la chefferie, aux guerres, aux alliances, aux fiançailles, aux mariages, à l'éducation sexuelle, aux baptêmes, à la mort, aux funérailles ; il s'agit aussi de la cosmogonie, du temps et des saisons propices ou pas à telle ou telle activité agricole, de la pêche, de la chasse, de la pharmacopée, de l'héritage ; il s'agit enfin de proverbes, adages, devinettes, récits, contes, légendes relatifs aux différents usages du vin de palme, des conséquences, des leçons et de la morale à tirer de sa consommation abusive.

Consommation du vin de palme : une pratique salutaire et cathartique

Il est établi que le vin de palme contient de la vitamine. Des analyses de la sève fraîche du palmier à huile, comme indiqué plus haut, montrent sa grande richesse en vitamine

C et sa teneur en sucre. Elles font ressortir également la présence de cette vitamine dans le vin de palme. Ces mêmes analyses indiquent que la consommation quotidienne d'un demi-litre de cette boisson suffit à couvrir les besoins d'un homme de 70 kg en vitamine C. C'est certainement l'une des raisons pour lesquelles il est consommé comme coupe-faim en période de grande famine. Et en cas de nécessité, les premières gouttes de cette boisson dont la teneur en alcool est presque nulle sont données en substitution au lait maternel. Par ailleurs, le vin de palme sert d'excipient pour combattre la stérilité en pays Bété[1]. Le couple stérile contacte un devin qui extrait du vin de palme dans lequel il macère des feuilles et des racines.[2] Celui-ci doit être consommé exclusivement par le couple, autrement il perd sa chance de procréer au profit des co-consommateurs. Enfin c'est un excipient pour soigner divers maux : associé au **MIKANIA CORDATA VAR. CARDATA (ASTERACEAE),** il prévient et guérit le paludisme ; il devient un aphrodisiaque quand on y écrase **SOLANIUM INDICUM (SOLANACEAE)**, ou quand on y macère **STERCULIA TRAGACANTHA (STERCULICEAE)**.

1.1.4. Consommation du vin de palme : restriction, interdit, totem et abstinence

En pays Wê, l'homme est servi quatre fois de suite et la femme trois fois. Le nombre trois représente ici les trois pieds du foyer, « symbole » de la femme. Dans le symbolisme baoulé, en revanche, le nombre trois représente le mâle et quatre la femelle. Mais en matière de consommation du vin de palme, la femme est servie deux fois de suite et l'homme trois fois. Cela peut paraître

---

[1] Infra groupe Krou.

[2] Nous n'avons pas pu entrer en possession de ces végétaux pour les faire identifier scientifiquement.

comme l'expression d'une discrimination, d'une injustice, d'un égoïsme. La réalité est que la femme est reconnue plus vulnérable, elle doit par conséquent absorber des quantités moindres. Il faut donc la protéger contre toute éventuelle ébriété incompatible avec son statut et sa condition de femme. Par ailleurs, la femme, comme l'enfant, compte tenu de sa vulnérabilité, raffole des premières gouttes du vin de palme. On l'appelle vin pour femme que l'on oppose au vin pour homme quand celui-ci est dur, sec, aigrelet ou plus alcoolisé. Et pour obtenir un tel breuvage, on laisse séjourner jusqu'au lendemain un fond dans le récipient qui sert à recueillir le vin ; on couvre la sève avec des feuilles ou des écorces de **CARAPA PROCERA (MELIACEAE)**, arbre au goût particulièrement amer. Il convient de signaler que dans les régions de savane, le vin de palme peut irriter la gorge et provoquer des céphalalgies ; on le coupe alors d'eau. La femme ménopausée, exceptionnellement, peut être admise à consommer en compagnie des mâles. En effet, la femme n'est femme que par rapport à ses menstrues, synonymes de procréation. Ménopausée, elle « s'assimile » à l'homme. Toutefois, pour consommer son dû, comme les autres consommateurs, elle s'assoit sur un tabouret, le cas échéant, si elle doit se retirer rapidement, et c'est ce qui arrive souvent parce que constamment occupée à des tâches culinaires, elle fléchit légèrement le genou droit ou le pose carrément à terre. Elle doit tenir le gobelet posé dans sa paume, si elle le tient autrement, elle se masculinise. Quoi qu'il arrive, la situation la plus régulière consiste à mesurer la part de la femme dans un récipient pour qu'elle la consomme dans un coin de la cuisine, en compagnie, au besoin, de ses enfants. En raison de sa vulnérabilité, le vieillard est également l'objet d'une restriction, d'une protection donc. Comme la femme, sa part est mesurée dans un récipient et, se tenant en retrait du groupe, il la consomme à son rythme.

La consommation du vin de palme, substance anthropomorphe, eu égard à sa mousse blanche qui ne cesse de se mouvoir, est source de vitalité, et non de langueur et d'atonie.

La consommation du vin de palme est diversement l'objet d'interdit, de totem et d'abstinence. Certains individus ne consomment pas ce breuvage. Il s'agit de ceux qui se nomment Tanou ou Kla. Le premier nommé ne bénéficiera d'aucune circonstance atténuante, quand le second pourra en consommer lorsqu'un de ses enfants portera son nom. Ceux qui se nomment Houssou ne doivent pas non plus en consommer le jour de l'adoration de ce génie éponyme. D'autres individus encore, pour des raisons personnelles ou familiales, ont un jour d'abstinence dans la semaine. Il est en effet fréquent que ceux qui sont nés un vendredi observent l'abstinence le vendredi, leur jour de naissance. En cas de violation de ces interdits et totems, les intéressés risquent de sombrer dans la folie ou d'exposer leur famille à l'extinction. Par ailleurs, le lundi, traditionnellement, était un jour néfaste parce que consacré aux ancêtres. La vente du vin de palme était interdite. Toutes les récoltes du village étaient consommées sur la place publique en mémoire des ancêtres. À cette occasion, le tambour parleur faisait l'éloge des dégustateurs et des gros buveurs. Depuis l'avènement du christianisme et surtout de l'économie moderne, cet interdit n'est plus respecté ; le commerce du vin de palme étant devenu une source importante de revenu. Aussi ces pratiques de beuverie sporadiques n'ont-elles plus cours. D'ordinaire, l'alcoolisation au vin de palme, tel qu'elle se pratique, donne la possibilité au groupe de consommateurs de « s'autocontrôler » et de contrôler chacun des participants. En effet, elle ne se fait pas d'affilée. Après avoir fait le tour des consommateurs conformément à la règle, c'est-à-dire trois gobelets de suite pour ceux qui le peuvent, l'on observe une pause dont la durée dépend du temps dont on dispose. C'est le moment où l'on débite des histoires drôles, grotesques, des plaisanteries d'alliance (**tukpè**), mais aussi c'est le moment où l'on se confie aux autres, échange des connaissances et des informations. La consommation reprend avec ceux qui en sont encore capables, le « **self-control** » amène souvent certains à arrêter définitivement ; le serveur, avec la complicité du groupe, peut décider de ne plus servir quelqu'un en état d'ivresse notoire. Ces « contrôles-sanctions » ont pour but de prévenir l'alcoolisation abusive.

1.1.5. Consommation du vin de palme et ritualisation

La ritualisation de la consommation du vin de palme en pays baoulé n'est pas une pratique banale, d'autant qu'il s'agit d'entrer en communion avec les ancêtres et les divinités. Ainsi, toutes les circonstances de boire ne donnent pas lieu à la ritualisation. Néanmoins, le respect des règles de bienséance propres à la consommation du vin de palme reste de mise. La ritualisation implique libation et fond du **bandji**, qui est un ensemble de gestes précis et habiles à l'égard des ancêtres et des divinités pour leur témoigner vénération. Elle a lieu nécessairement au village, à l'occasion d'événements heureux ou malheureux. Elle ne s'improvise pas ; les principaux acteurs en sont informés d'avance. Le matin qui, du point de vue de la tradition, rime avec lucidité, est la séquence du temps la plus propice. Exceptionnellement, elle peut se faire l'après-midi, mais jamais la nuit.

2.2. Consommation du dolo

Le **dolo** est fréquemment appelé **tchapalo** ou en abrégé **tchap**. Mais il semble que le mot **tchapalo** soit forgé en ville. Il ne correspond donc à aucune réalité sémantique ni en Sénoufo[1], en Tagbana[2], en Djimini[3], en Djamala[4], ni en Lobi[5], peuples considérés comme étant à l'origine de la fabrication de ce breuvage. Contrairement au vin de palme, la fabrication du **dolo** est une activité exclusivement féminine ; le **dolo** faisant partie de l'art culinaire, seule la femme est en principe habilitée à le préparer. Au village, les femmes se partagent les jours de fabrication. En ville, la « **dolotière** » (la femme qui fabrique et vend le **dôlô**) prépare une certaine quantité qu'elle vend quotidiennement à sa clientèle. La fabrication de ce breuvage diffère selon la matière première et peut varier d'une zone à une autre ou d'un village à un autre. Toutefois, elle comporte toujours deux phases essentielles : celle du maltage où après une germination dont la durée dépend des produits (un jour pour le mil, deux pour le sorgho, quatre pour le maïs) et un séchage, le produit est broyé. La farine obtenue est additionnée d'eau et mélangée à des substances mucilagineuses telles que des tiges de gombo ayant pour but de faciliter la décantation au cours d'une première cuisson qui dure un jour. Le moût obtenu est additionné de levure de bière fraîche ou sèche. Intervient la deuxième cuisson de même durée au cours de laquelle au besoin on ajoute du piment au mélange. Il est à noter qu'à l'heure actuelle, en ville, compte tenu de la diversité des consommateurs, le piment est préparé à part et c'est au consommateur d'en user à sa

---

[1] Infra groupe Gour
[2] Ibid.
[3] Ibid.
[4] Ibid.
[5] Ibid.

convenance, ou tout simplement les deux sortes de **dolo** (pimenté et non pimenté) sont proposées aux clients. Après cette deuxième cuisson, pour favoriser davantage la fermentation, on laisse refroidir le moût pendant un jour.

Au village, l'importance de la consommation du dolo est fonction des saisons et des événements de la vie villageoise : marchés, funérailles, mariages, etc. ; en ville, la consommation est quotidienne. Tout comme le vin de palme, les repas ne sont jamais accompagnés de **dolo**. La préférence va généralement au **dolo** de maïs et de miel. Les enfants n'ont droit qu'au **dolo** frais ou sans alcool ; il sert, en cas de besoin, comme le vin de palme, de substitut au lait maternel. Les personnes adultes auxquelles l'on a interdit la consommation de l'alcool ou qui observent l'abstinence pour des raisons personnelles ou familiales s'adonnent aussi au **dolo** sans alcool. Celui-ci est obtenu à l'issue d'une préparation sans ajout de levure. Soulignons que l'interdit pèse d'un poids lourd sur la conscience de ceux qui l'observent, car les intéressés s'exposent à la folie ou exposent les membres de l'entourage familial à l'extermination en cas de violation. La réhabilitation du contrevenant passe par un sacrifice qui consiste à offrir un poulet ou de la kola à son fétiche ou à verser sur sa tête de l'eau préparée à cet effet. Les femmes ont accès au **dolo** alcoolisé, mais à une quantité raisonnable et autant que possible, elles consomment à l'écart des groupes de mâles. La teneur du **dolo** en alcool peut être augmentée avec des techniques particulières de fabrication. Pour obtenir par exemple du **dolo** à base de miel fortement alcoolisé, on ajoutera au mélange indiqué plus haut, un poulet déplumé et vidé de ses intestins. Le lendemain, il ne restera plus que les os qu'on prendra soin d'extraire du mélange dont la teneur en degrés d'alcool se trouvera ainsi élevée.

Le **dolo** étant considéré également comme une boisson léguée par les ancêtres, il faut le partager avec eux en en versant à terre. Il s'agit ici du fond du **dolo** que le Tagbana verse en rasant le sol avec son gobelet, alors que le Sénoufo le fait sans raser le sol. Ce sont là deux attitudes que l'un et l'autre observent pour mieux accomplir cet acte fondamental. Le décodage de chaque message est précédé de chants pour exhorter les paresseux à redoubler d'efforts dans les travaux champêtres. Le Tagbana ne se contente pas seulement de prédire le bonheur ou le malheur, mais aussi il indique le sacrifice à faire pour que le bonheur se réalise ou pour conjurer le malheur. Le fond du **dolo** se présente comme une véritable séance de consultation pour le Tagbana : il saura par exemple si sa femme est enceinte, la date approximative de l'accouchement et le sexe de l'enfant. Il sera informé sur ce qu'il doit faire pour que l'accouchement connaisse un dénouement heureux. À l'heure actuelle, le fond du **dolo** perd de plus en plus de sa rigueur notamment en ville. Trois raisons sont évoquées généralement : d'abord les décodeurs se font rares ; ensuite le dolo, produit contenant de l'acide et de la potasse, détériore la cour de la « **dolotière** » quand celle-ci est cimentée ; enfin la raison fondamentale est que le Tagbana est capable de « récupérer », en l'absence du consommateur, les traces de son fond du **dolo** pour lui créer des ennuis : transformer son bonheur en malheur. La « **dolotière** » peut subir le même sort. Aussi ne se fait-elle pas prier pour mettre à la disposition de chaque consommateur un petit récipient destiné à recueillir son fonds de **dolo**. Bref, les décodeurs du fond du **bandji** et du fond du **dolo** jouent un rôle de médecins, de psychologues et de psychosociologues. Le fond du **bandji** et le fond du **dolo** apparaissent comme des institutions de communion avec les ancêtres. Par leur biais, les vivants demandent la bénédiction des ancêtres afin qu'ils connaissent la paix, la prospérité, le bonheur et que la « progéniture » s'accroisse. Véritables écoles de discipline, le fond du **bandji** et le fond du **dolo** apparaissent aussi comme une littérature, une prévoyance sociale, une poésie, en ce qu'ils touchent, élèvent, charment et prédisent l'avenir des individus, des groupes et des communautés. L'approche psychologique du fond du **bandji** et du fond du **dolo** met en évidence leur fonction cathartique : les séances se passent dans une ambiance fraternelle, amicale, détendue et de confiance.

C'est toute la personnalité des intéressés qui est prise en compte au cours des séances.

En somme, comme l'a écrit Chapuis :[1] « **Une boisson alcoolique n'est pas simplement l'addition d'un concret alcool et d'autres substances hétérogènes, mais elle est une réalité autour de laquelle se sont forgées des représentations individuelles et collectives, véritable héritage culturel entraînant des pratiques ».** La consommation des boissons alcoolisées locales, institution sociale majeure, implique des pratiques auxquelles la société traditionnelle se sacrifie. Et comme l'a dit Balandier[2] à propos de l'alcoolisation des habitants de Kongo : « **La nécessité sociale importe plus que la recherche de l'excitation alcoolique ».** Au-delà des soûleries collectives, il s'agit d'abord d'entrer en communion avec les ancêtres et les divinités, seuls à même de combler tous leurs désirs ; il s'agit aussi, étant donné que, comme toute société humaine, la société traditionnelle est tendue entre l'ordre et le désordre, de réchauffer, renforcer, cimenter la vie sociale, les rapports sociaux, apaiser les tensions sociales, assainir les relations familiales, du travail, rétablir l'équilibre social et assurer « l'homéostasie » sociale ; il s'agit enfin, face aux menaces que constituent les changements sociaux et

---

[1] R. Chapuis (1989) L'alcool, un mode d'adaptation sociale ? p. 20.

[2] G. Balandier (1965) La vie quotidienne au royaume du Kongo du XVIe au XVIIIe siècle, p. 102.

l'industrialisation rapides, de protéger cet héritage culturel qu'est la consommation des boissons alcoolisées locales dans ce qu'elles ont de traditionnel, d'originel, pour affirmer l'identité culturelle. Le boire ancestral de ces boissons se présente comme une philosophie de vie, une responsabilité collective, une pratique à enjeu : la sauvegarde de l'identité collective et la régulation du milieu social. Quelles que soient les fonctions qu'on lui assigne, la consommation de toute substance alcoolisée ne peut se faire sans effets. Quels sont alors ceux des vins de palmiers et du dolo ?

2.3. Effets de la consommation du vin de palme et du dolo

La consommation de façon rituelle des vins de palmiers et du dolo était peu génératrice d'éthyliques chroniques. Le tambour parleur ne mentionnait pas de cas d'alcoolisme. Ce n'était nullement pour observer la loi du silence. Mais c'était parce que la société traditionnelle disposait de très peu de boissons alcoolisées. En outre, ces boissons avaient une faible teneur en alcool. Le tambour parleur était plutôt laudatif à l'égard des dégustateurs qu'il citait parmi les héros nationaux. La consommation rituelle de ces boissons engendrait tout au plus des soûleries individuelles ou collectives. Des contes qui faisaient allusion à des prises de cuite massive abondent. Celui ci-dessous rapporté par un informateur est à cet égard significatif :

« **C'était en période de grande famine. Une biche ne sachant quoi faire pour nourrir sa famille, décida de couper du vin de palme. Mais chaque jour, l'hyène usait de ses forces pour consommer toute la récolte. La biche en rendit compte à l'araignée qui décida de l'accompagner au palmier. Elle conseilla à la biche de rendre le vin dur en y macérant des feuilles de tiges**

d'igname. Ce qu'elle fit. Comme à l'accoutumée, l'hyène arriva sur les lieux au moment où la biche et ses enfants s'apprêtèrent à porter leur premier verre à leurs lèvres. Elle leur intima l'ordre de lui servir tout le contenu du canari. La biche fit semblant d'opposer une résistance, mais l'hyène s'imposa et se fit servir tout le contenu du canari. Toute ivre, elle s'endormit profondément. C'est alors que l'araignée sortit de sa cachette et suggéra à la biche et à ses enfants de frapper l'hyène à mort. Sous les coups de matraques et de chicottes, l'hyène prit la fuite vers la forêt profonde en hurlant : je ne consommerai plus du vin de palme, je ne m'enivrerai plus jamais. C'est ce cri que l'hyène ne cesse de pousser, et c'est depuis ce jour qu'elle n'a plus jamais consommé du vin de palme ». Le premier enseignement qu'on peut tirer de ce conte est qu'il faille toujours partager le vin de palme avec autrui, en l'occurrence avec celui qui l'a extrait ou qui l'a offert. Le deuxième est qu'en état d'ébriété, on est inconscient et physiquement diminué. L'alcool n'est donc pas bon pour l'organisme. Le troisième est qu'on peut cesser de boire, pourvu qu'on y mette de la volonté. Celle-ci sera d'autant plus inflexible que l'intéressé a essuyé une avanie en raison directe avec sa consommation d'alcool.

L'anecdote suivante d'un autre informateur est hautement instructive : « **Un jour, par un concours de circonstances, un fou et un homme ivre s'endormirent côte à côte sur la route. Une voiture les surprit. Malgré les coups de klaxon répétés, l'homme ivre continua de ronfler, il fut écrasé, tandis que le fou se réveilla à temps et put libérer la route ».** Une autre version de la même anecdote dit ceci : « **Les deux personnages, c'est-à-dire le fou et l'homme ivre se trouvèrent dans une chambre. Celle-ci prit feu. Le fou réussit à sortir indemne, quand l'ivrogne fut calciné parce qu'il n'a pu**

trouver aucune issue ». La morale qu'on peut en tirer est qu'un homme en état d'ivresse est « plus fou que le fou » et que l'ivresse peut conduire à la tombe.

Nous ne finirons pas de rendre compte des légendes, mythes, récits, anecdotes et contes qui signalent des cas d'ivresse, tant ils sont nombreux. L'histoire raconte que la panthère et le lion se sont battus à propos du vin de palme et que l'araignée, considérée par les légendes comme l'animal le plus rusé, s'est à plusieurs occasions soûlée. La personne qui s'enivre occasionnellement est tolérée par sa famille et par la communauté villageoise. L'on se jette sur elle pour la dessoûler, soit en lui administrant un vomitif telle l'huile de palme, soit en passant du piment dans ses émonctoires naturels, soit en frottant son visage avec du savon noir. Ces deux derniers procédés ont pour effet essentiellement de favoriser la sudation, partant l'élimination de l'alcool. Mais la personne qui prend l'habitude de s'enivrer est plus ou moins marginalisée. Le tambour parleur ne fait jamais allusion à un pochard, quelles que soient ses prouesses. L'ivrognerie peut être jetée comme un mauvais sort au vainqueur d'un pari ou d'un concours du plus gros buveur. L'ivrogne est identifié sous des appellations spéciales dans tous les groupes ethniques et socioculturels de la Côte d'Ivoire. Cela veut dire que dans la société traditionnelle, l'ivrognerie est connue. Elle est condamnée dans tous les milieux. Le soiffard est reconnu incapable « d'indiquer le chemin » aux autres, car il est « transformé » par la boisson. Aussi est-il systématiquement mis à l'écart au moment de la prise des décisions. C'est souvent qu'on entend dire qu'il ne faut pas tenir compte des paroles d'ivrogne. Dans certains milieux, particulièrement dans le sud de la Côte d'Ivoire, l'on procède à l'internement familial de l'ivrogne. L'ivresse est donc non seulement condamnée, mais aussi combattue. Des mesures sont prises pour décourager les ivrognes impénitents et pour prévenir l'ivresse notamment parmi les populations jeunes. En pays Tagbana par exemple, les femmes disposent le **dolo** sur la place publique. Des dégustateurs en goûtent en fredonnant des chants qui invitent les jeunes à consommer le **dolo** qui leur convient, à savoir le **dolo** frais ou sans alcool ; ils ne goûteront au **dolo** fermenté que lorsqu'ils seront majeurs.

En somme, la consommation du vin de palme et du **dolo** se fait dans un contexte socioculturel approprié ; on peut dire qu'à chaque société son alcool. La consommation rituelle de ces boissons répond plutôt à des coutumes et à des exigences sociales. Et pour une plus grande efficacité de la prévention de l'ivresse et de ses conséquences, cette consommation est souvent encadrée de petites « histoires », à charge pédagogique, ayant trait à ces deux phénomènes. Mentionnons à présent parmi ces boissons alcoolisées de fabrication artisanale, le **koutoukou** et le **quindjus** qui sont des boissons importées considérées désormais comme des boissons locales traditionnelles.

2.4. Consommation du koutoukou et du quindjus

Le **koutoukou** est un alcool produit par distillation artisanale uniquement à partir de la sève du palmier à huile au départ et qui s'est étendu aux sucres, à la sève de raphia, de rônier, au jus de mangue, d'ananas, à l'igname, etc. Le monopole de cette production clandestine était, jusqu'à une époque récente (1980), détenu par des ressortissants ghanéens. À partir de cette date, en raison de la crise économique, la tendance s'est inversée en faveur des Ivoiriens qui contrôlent désormais l'essentiel de la production de ce breuvage. Le koutoukou serait introduit en Côte d'Ivoire par les Ghanéens sous le nom de « **Akpeiteichi** » en langue Ewé. Nom importé du Ghana, le **koutoukou** dérive de « **Gbomi koutoukou** » des Ashanti et signifie donne-moi un coup de poing. Cette image traduit bien les effets du **koutoukou**. Aussi, en Côte d'Ivoire, donne-t-on diverses orientations sémantiques au mot **koutoukou** en fonction de ses effets. Le protocole de fabrication comme la diffusion du **koutoukou** au travers de la Côte d'Ivoire semblent des faits relativement récents.

Les dates que les enquêtés avancent varient selon les régions. Les peuples du sud, particulièrement ceux du sud-est, auraient connu ce produit avant ceux du centre et de l'ouest. La période la plus fréquemment citée est celle vers 1940, période pendant laquelle l'alambic serait introduit en Côte d'Ivoire par les Ghanéens.

Le **koutoukou** présente trois caractéristiques suivant le degré alcoolique. La première fraction de distillation (70 à 50°) est appelée « **PROF** » par les producteurs ghanéens. C'est cette fraction qui entre dans l'usage médical. Avec des moyens sophistiqués, l'on peut élever le degré alcoolique jusqu'à 99°c. Considéré comme non consommable, le « **PROF** » est pourtant consommé par des producteurs ivoiriens. La deuxième fraction de distillation (50 à 30°) est consommable et peut provenir de la distillation de la première fraction et de celle de la troisième fraction. Cette partie commercialisée titre entre (40 et 45°). La troisième fraction de distillation (30 à 12°) appelée « **SODA** » par les producteurs, n'est pas prisée par les commerçants qui la qualifient de sirop. Elle sert à diluer le « **PROF** », c'est-à-dire la première fraction pour obtenir une boisson consommable. Le koutoukou est l'alcool prédominant chez 25% des patients du centre de la Croix-Bleue et 11% le consomment uniquement. Par mois, des fabricants peuvent produire 100 ou 1000 litres.

Dans son état artisanal, le **koutoukou**, selon Selly Essis de l'Institut Pasteur de l'Université Félix Houphouët-Boigny, est utilisé comme fixateur dans le diagnostic de la rage par immunofluorescence, dans l'inactivation du virus rabique par la production éventuelle de vaccin antirabique, comme antiseptique. Le **koutoukou**, dans le diagnostic de la rage, en comparaison avec le fixateur classique qui est l'acétone, donne des résultats rapides, fiables, efficaces et, de loin, supérieure à l'acétone. Le **koutoukou** affiche une thermo-stabilité supérieure à l'acétone avec une variation de temps de réaction qui est de quatre minutes. Aussi, Selly Essis[1] a-t-il écrit ceci :

« **L'utilisation dans la recherche biomédicale est une garantie pour l'avenir et pour les pays en voie de développement. Car, à partir du koutoukou, nous pouvons produire de l'acétone, de l'éther si nous améliorons les techniques d'extraction. Pour l'heure, dans la recherche sur la rage, le koutoukou est utilisé avec succès comme fixateur et comme un inactivateur du virus rabique dans la mise au point d'un prochain vaccin antirabique ivoirien. Le koutoukou mérite une attention particulière, car ses propriétés antivirales et bactériennes sont indéniables (rougeole, varicelle, etc.). Le koutoukou est un alcool polyvalent d'avenir et mérite d'être pris au sérieux** ».

Le **koutoukou** est donc salvateur sur le plan biomédical ; on s'en sert comme formol pour conserver les cadavres. Mais il reste à souhaiter qu'on le fabrique uniquement à ces fins. Car, le **koutoukou** est de plus en plus utilisé individuellement comme boisson stimulante, de cérémonies traditionnelles, médicaments dans les cas de diarrhées infectieuses et virales, excipient dans la pharmacopée traditionnelle. Or l'étude de N'Dri Kouadio[2] fait ressortir que l'analyse de vingt-sept échantillons de **koutoukou** achetés sur les marchés d'Abidjan a mis en

---

[1] A.M. Essis (1989) Le koutoukou et la recherche biomédicale, Ivoire Dimanche, n° 961, p. 9.

[2] K. N'Dri, op. cit.

évidence, outre l'éthanol qui constitue plus de 90% des alcools, la présence d'alcools supérieurs : méthyl-2, méthyl-3, butanol-1, propanol-1, analogues à ceux du scotch et du whisky. Seuls deux des vingt-sept échantillons ont présenté de faibles traces de méthanol ; de même, l'étude de Camara Pekani[1] fait ressortir ces mêmes éléments tout en insistant sur leur extrême toxicité sur l'organisme, notamment le fonctionnement cérébral.

Les « **koutoukouphiles** » ou adeptes du **koutoukou** perçoivent des variations gustatives entre les **koutoukou** selon la matière de base. Il semble que celui à base de vin de palme soit de qualité supérieure aux autres. Le goût du **koutoukou** peut être aromatisé et la couleur modifiée. Ainsi, pour le rendre piquant, on y ajoute **XYLOPIA AETHIOPICA (ANNONACEAE)** ; pour le rendre rougeâtre, on y infuse des écorces de **SORGHUM GICOLO (POACEAE)** ; pour le rendre jaunâtre, on y macère des racines de **MORINDA LUCIDA (RUBIACEAE)** ou **DIOSPIROS MESPILOFORMIS (EBENACEAE)**. Associé au gingembre, le « **koutoukou gnammankou** » est encore appelé « **yougouyougou** ».

Enfin nous tenons à mentionner le **quindjus**, un contracté du mot anglais : **kane jus**, une autre boisson alcoolique obtenue à partir de la distillation du jus de la canne à sucre et importée clandestinement du Libéria il y a belle lurette. Des paysans ivoiriens créent des plantations de canne à sucre qu'ils exportent à des fabricants libériens. Comme le **koutoukou**, les consommateurs de ce breuvage l'utilisent dans les cérémonies et dans les séances de cures traditionnelles.

En somme, l'alcool n'appartient en propre à aucun temps, à aucun espace, à aucune civilisation ; toutefois, il

[1] A. Camara Pécani (1998) Alcoolisation au koutoukou en Côte d'Ivoire, constat et propositions, « Alcoologie et Addictologie » 24 (4), 319-328.

était consommé, selon les régions, dans des circonstances appropriées. Explorons donc à présent les facteurs d'alcoolisation et d'alcoolo-dépendance dans la société actuelle, plus précisément, la Côte d'Ivoire indépendante.

3.
FACTEURS D'ALCOOLISATION ET D'ALCOOLO-DEPENDANCE DANS LA SOCIÉTÉ ACTUELLE

Selon Oughourlian,[1] « Toute civilisation, ancienne ou moderne, comporte des pratiques de toxicomanies chaque fois caractéristiques de sa manière d'être, de ses difficultés, sans doute aussi de ses interrogations profondes ». Depuis l'indépendance de la Côte d'Ivoire en 1960, les boissons alcooliques ne cessent de se diversifier en même temps que leurs consommateurs. On assiste de plus en plus à des mutations aussi bien au niveau de la nature des boissons consommées, qu'à celui des consommateurs et de leurs motivations.

3.1. Facteurs individuels

3.1.1. Facteurs liés à la personnalité

Ces quelques traits que nous évoquons ici sont, à des degrés divers, inhérents à toute personnalité. Ils peuvent, avec l'éducation familiale ou l'expérience de la vie, être réduits, disparaître, chez certains individus ou, au contraire, s'accentuer chez d'autres, au point de devenir un obstacle à leur épanouissement.

Timidité

Entendue comme une forme d'hyperémotivité à forte composante anxieuse, la timidité entraîne une inhibition des relations sociales et des conduites inadaptées souvent de retrait ou d'évitement qui engendre une gêne voire un handicap social manifeste. Il est distingué une timidité dite constitutionnelle chez un individu hyperémotif, anxieux,

---

[1] J.M. Oughourlian, op. cit., p. 9.

en retrait, résigné, et une timidité acquise engendrée par les facteurs psychologiques et éducatifs familiaux, notamment surprotection, manquant de vigueur et d'autonomie, prévalence des liens avec des adultes, dévalorisation latente ou manifeste. Les deux types de timidité ne sont pas toujours différentiables. Elle nécessite une aide psychologique adaptée à la gêne constatée. Bon nombre de timidités de l'enfance, après une période difficile à l'adolescence et au début de l'âge adulte, disparaissent. Les frontières de la timidité sont à examiner dans ses rapports avec la phobie sociale : la délimitation de ces deux aspects est souvent délicate.[1] Si cette timidité ou ce manque d'assurance, de hardiesse reste un trait dominant de la personnalité, elle peut être un obstacle à la réussite. Ainsi certains la combattent-ils en ayant recours à un agent psychotrope tel l'alcool.

Inhibition

C'est un phénomène d'origine nerveuse qui consiste dans la suspension d'une fonction organique ou psychique. Par ce phénomène, la vitesse d'une réaction est pratiquement annulée, lorsque le milieu réactionnel contient des substances inhibitrices, qui sont capables d'abolir le mécanisme de la réaction. En d'autres termes, c'est un ralentissement de l'activité psychique d'un individu, provoquant un effet de stupeur ; c'est un frein à une action.[2] L'alcool, à une certaine dose, favorise la dés-inhibition, c'est-à-dire, la libération d'une action retenue. Il est appelé désinhibiteur lorsqu'il augmente l'activité du consommateur passif, apathique, apragmatique. Il faudrait, pour employer le terme de désinhibiteur, démontrer que son état correspond à une inhibition, sinon il agit comme un stimulant. Plutôt que de recourir à l'alcool, comme le

[1] M. Ferreri, F. Ferreri (2001) Le dictionnaire de l'anxiété.

[2] M. Ferreri, F. Ferreri, op. cit.

font de nombreux Ivoiriens pour pouvoir s'exprimer devant une assemblée, tout comme dans la timidité, l'autodérision (c'est-à-dire se moquer de soi-même ou par soi-même) peut contribuer à combattre l'inhibition.

Suggestion

C'est une disponibilité de certains individus à être réceptifs aux influences d'autrui. Elle a une fréquence accrue chez les personnalités à labilité émotive. La suggestion est une caractéristique habituelle de la relation entre hypnotiseur et hypnotisé par une focalisation des intérêts sur l'hypnotiseur au détriment de la perception du monde environnant. Outre cette hétérosuggestion, il existe une autosuggestion qui est utilisée lors des thérapeutiques par relaxation.[1] L'alcoolisation par imitation ou par entraînement prend en partie ses sources dans la suggestion.

3.1.2. Alcoolisation du jeune

Dans la société traditionnelle, l'alcoolisation du jeune était tout à fait marginale. Aujourd'hui, le phénomène d'alcoolisation chez celui-ci revêt une importance et une signification particulières qui méritent attention. Certes, il ne boit pas journellement, mais les motivations de ses alcoolisations sont caractéristiques de ses réalités quotidiennes.

Comment boit-il ?

L'alcoolisation chez le jeune est un phénomène essentiellement de groupe souvent émaillé de concours du plus gros buveur visant à tester ou à éprouver sa résistance, sa tolérance, sa virilité. Le vainqueur force admiration et respect. Il est célébré par le groupe qui, en l'acclamant, lui confère de facto le rôle de leader qu'il se

---

[1] Ibid.

doit de défendre à chaque occasion de concours. Chaque consommateur connaît dès lors sa place au sein du groupe en fonction du type, de la quantité de boissons consommées et de sa réaction. Une ivresse ponctuée de vomissements, de chutes, d'agressions verbales ou physiques, de grossièretés ou d'une trop grande familiarité, ôte au consommateur tout mérite. Au contraire le consommateur qui, à l'issue du concours ou de la séance de consommation, garde encore son calme, sa sérénité, sa lucidité, où se contiennent dans les limites des plaisanteries amicales ou d'alliance, sert de référence au groupe. Au cours de ce concours, pour se donner toutes les chances de l'emporter, des procédés ou astuces sont utilisés : certains mettent du sel dans les chaussettes qu'ils portent, s'administrent de produits pharmaceutiques, consomment de la sauce lipidique ou glucidique pour, selon eux, retarder les effets de l'alcool ; d'autres tirent sur leur cigarette pour garder leur calme et leur sérénité ; d'autres encore se trémoussent sans cesse au son de la musique pour éliminer rapidement une partie de l'alcool consommé par la transpiration. Et pour montrer la capacité ou la force du groupe à consommer, synonyme de leur maturité, les bouteilles vidées appelées pompeusement cadavres sont disposées sur la table.

Le jeune est prêt à s'essayer à plusieurs types de boissons faiblement ou fortement alcoolisées ou panachages aux fins de s'accommoder à un type au moins. Ainsi, en tous lieux et en toutes occasions, à défaut de sa boisson préférée, il en aura une de substitution dont il vantera les mérites : « **C'est cette boisson qui me convient maintenant : elle me fait bien dormir, telle autre me ballonne le ventre, me donne des migraines, telle autre encore me donne la diarrhée, me fatigue trop, son odeur ne me quitte pas vite… ».** Jamais, parce qu'aucune boisson ne lui convient, il n'optera pour l'abstinence. En fait, la réalité est qu'il n'y a rien de plus gênant que la présence d'une personne abstinente aux côtés de celles qui boivent. Si l'abstinence est médicalement motivée, alors, le groupe finira par exprimer ses regrets. Autrement, l'abstinent est traité de méchant, de pingre, de radin, de bizarre, de suspect, de quelqu'un qui a quelque chose à cacher aux autres, il faut se méfier de lui, il n'est pas fréquentable. Ce n'est pas un garçon, un garçon doit boire et surtout savoir boire. Tout comme l'homme est inséparable de son ombre, lui et l'alcool doivent l'être également.

Par ailleurs, il faut combattre le mal du voir boire. En compagnie de ceux qui boivent, ceux qui n'en font pas autant souffrent d'un certain malaise qui se traduit par l'ennui du temps qui semble se traîner. C'est pourquoi si d'aventure la boisson préférée d'un membre du groupe venait à manquer sur le lieu du boire, le groupe n'hésite pas à se cotiser pour se la procurer ailleurs, sinon l'intéressé se contente de la boisson de substitution pour ne pas « chômer ». L'on n'a pas besoin d'avoir la poche pleine pour boire à satiété tant la solidarité du groupe est de mise, elle est très forte. Il existe une solidarité à fondement alcoolisationnelle et alcoolique. Il est donc très difficile de se soustraire au groupe. D'ailleurs si les poches sont « trouées », le mastroquet ne se fera pas prier pour consentir des crédits aux clients les plus fidèles. L'essentiel est d'être dans sa dose efficace. Au cours de la séance de consommation, des normes ou règles de comportement ou de conduite sont arrêtées et chacun est tenu de les respecter. Toute déviance est sanctionnée par un pot. Ainsi, les séances peuvent traîner en longueur : une demi-journée, toute une nuit jusqu'à l'aube. Il est des consommateurs qui passent la nuit tout simplement sur le lieu du boire.

Occasions de boire du jeune

Chez le jeune, on peut dire finalement que tout est prétexte à boire. Les occasions de boire se multiplient davantage lorsqu'il a, selon l'expression en vogue, les moyens de ses plaisirs ; allusion faite à un revenu régulier qui lui permet d'être financièrement « autonome » vis-à-vis de sa famille, par conséquent, de se procurer l'alcool de son choix quand et où il veut. Alors il crée lui-même les occasions de boire : il a faim, il boit, il est rassasié, il boit ; il a froid, il boit, il a chaud, il boit ; il est content, il boit, il est fâché, il boit ; il est en bonne santé, il boit, il est malade, il boit. Le boire est devenu une activité, un passe-temps, un plaisir ; il faut se faire plaisir et faire plaisir à l'autre. Il s'instaure en ce moment-là, une sorte de convivialité, de rendez-vous programmés entre les pairs, mais en réalité avec l'alcool. Et comme pour justifier sa conduite addictive, il se fonde sur des préjugés exagérés, parfois stupides ou imaginaires (l'alcool tue le virus du SIDA ou à Ébola, par exemple) que la publicité pro-alcoolique exploite judicieusement en leur donnant force.

Des lieux du boire du jeune

Généralement, pour échapper au contrôle des parents, le jeune boit en dehors du domicile familial, pendant longtemps à leur insu. Il masque son haleine en mâchant du chewing-gum, en suçant des bonbons ou pastilles à la menthe ou en consommant tout autre produit pouvant servir à cette fin. Les **maquis** sont cependant préférés aux « **bandjidromes** » (lieux de vente des vins de palmiers) et aux « **dolodromes** » (lieux de vente du **dolo**), réservés, selon lui, à certains « vieux-pères » nostalgiques du passé qui ne consomment que de la boisson locale. Quelquefois, il fréquente les boîtes de nuit. Les **maquis** sont donc le principal lieu du boire du jeune. À Abidjan, on en voit pousser pratiquement chaque jour, quelquefois même, à des endroits insoupçonnés. Il existe des **maquis** plein air, des **maquis** à la fois plein air et clos, des **maquis** de jour et de nuit 24h/24, dans les salons, dans les cours de concessions, des **maquis** au sous-sol, au rez-de-chaussée, à l'étage, trottoirs ou rues-**maquis**, des **maquis** rampants, ambulants, caméléons. On en trouve attenant à des établissements scolaires, aux alentours immédiats des lieux de prière… multipliant ainsi les chances du jeune à rencontrer l'alcool et à portée de sa bourse.

Ces **maquis** ne sont ni neutres ni muets. À travers leur dénomination, ils véhiculent des discours qui semblent correspondre aux aspirations ou aux rêves du jeune : la Tour Eiffel, la Maison Blanche, le Boss, le Dialogue, 5/5, Internet, Cellulaire, chelsea, École Nationale d'Ambiance (ENA), le métro, etc. Ces **maquis** se discutent les clients. Les plus prisés par le jeune sont ceux qui distillent la musique la plus en vogue dans un décor chatoyant, aux spots publicitaires ciblés, et qui offrent un bon accueil, c'est-à-dire, celui proche de la luxure. Les serveuses, généralement jeunes, doivent être enclines à « entrer dans l'univers » du consommateur. Dans cette ambiance, on boit, on danse, on boit, qu'on soit assis, à genou ou debout, on gesticule, on boit au goulot, on « **s'enjaille** », en compagnie de la « **go** », on est pinté, on est daïe, on est **gnolé**, on est **ambiancé**. On en réclame encore dans des gestes codés familiers au marchand d'alcool qui renouvelle promptement le service ; et on continue de picoler tant qu'il y en a. Ainsi, le temps passe vite, il tue le temps, il meuble le temps, il oublie les soucis, il noie les soucis, il passe des moments dorés. Alcool, musique et sexe vont ensemble. Il faut donc inviter la « **nana** », la « **lolo** » pour prendre sa dose aphrodisiaque avant d'aller au 7è ciel.

Les **maquis** qui ne désemplissent pas sont ceux qui offrent et à manger et à boire de façon permanente. Mais le plus souvent, le bien-boire a plus d'audience que le bien-manger. C'est pourquoi il ne faut pas « gaspiller » le produit : on « secouera » ou on « pressera » donc la bouteille afin d'en recueillir la dernière goutte. Pour empêcher la bière de déborder le verre, on y plongera le doigt pour qu'au contact de la chaleur, la mousse cesse de monter. Le fond du vin de palme est en effervescence, on jettera un caillou dans le breuvage pour le décanter et le boire ensuite. Un verre ou une bouteille vient à se renverser sur la table, on recueillera une partie du produit d'un côté de la table. Une grosse mouche noire vient à patauger dans la boisson, on prendra soin de l'y extraire, car, cette fois, elle est porteuse de bonheur. En somme, le jeune s'alcoolise dans un esprit concurrentiel avec comme objectif la recherche de l'excitation alcoolique. Il a horreur du verre à moitié ou complètement vide, il se dépêche de le mettre à jour. Ceci nous rappelle ce dicton inscrit sur le verre d'un gros buveur : « **Plein, je te vide, vide, je te plains ».**

En somme, l'alcoolisation apparaît pour le jeune comme un rite d'initiation à un groupe, un acte militant, un moyen pour combler un vide psychoaffectif, traiter les frustrations, les déceptions, un moyen d'expression, un canal de communication, de dialogue entre lui et ses pairs, entre lui et les aînés. Il s'en sert, pour tenter de régler un certain nombre de conflits : confits de générations, de valeurs, d'oppositions, voire le rejet de la société. À travers son alcoolisation de plus en plus régulière et, parfois, à haut risque[1], le jeune est à la recherche de modèle, de repère identitaire, socioculturel ; il est en quête d'affection, d'émancipation, de liberté, d'indépendance, de bien-être, de mieux-être. C'est de cette situation que

[1] Une étude de la DMOSS en 2012 révèle que 31,81% des filles et 54,54% des garçons ont une consommation à haut risque qui nécessite un traitement intensif.

Margaret Mead[1] et Alexander Mitsherlich[2] semblent bien rendre compte. Il s'agit aussi d'une alcoolisation d'ignorance, d'imitation, de désoeuvrement. Il s'agit enfin, d'un prisme à travers lequel il regarde se jouer l'ambivalence des décideurs qui, en faisant du jeune leur point de mire de leur politique, ils le désirent et le craignent à la fois. Le boire contribue en définitive pour le jeune, à construire un monde paradisiaque. Car le jeune d'aujourd'hui, on peut le dire, est sans jeunesse, en déréliction, en déshérence.

3.1.3. Alcoolisation de la femme

La femme a été longtemps tenue éloignée de l'alcool. Dans la société traditionnelle, la femme a toujours occupé une place marginale ; il y avait, à l'occasion de cérémonies avec participation de la femme, des boissons pour femme. Ainsi, ne devenait alcoolique que la femme dont la vulnérabilité était considérable, soit par structure névrotique, soit sous forme de manifestations psychotiques continues ou périodiques. Cette buveuse commençait généralement sa « carrière » à la ménopause. Les enfants devenus grands, sont partis, et la femme se sentant de plus en plus seule aux côtés de son mari et, déprimée, elle recherche la consolation dans la bouteille. De toute façon, l'alcoolisme de la femme était l'objet de réprobation majeure : « la femme saoule !!! » Aujourd'hui, c'est avec une certaine nostalgie que l'on songe à cette femme abstinente. L'usage motivé de boissons alcoolisées par la femme ivoirienne est un phénomène d'une méchante et désolante réalité. L'on n'a pas des raisons d'être choqué, indigné, scandalisé à la vue d'une ivrognesse.

---

[1] M. Mead (1979) Le fossé des générations.

[2] A. Mitscherlich (1978) Vers la société sans pères.

Les facteurs de l'alcoolisme de la femme sont également multiples et variés. Le relâchement des mœurs, des interdits et du contrôle social traditionnels, l'absence de la moralité publique, la libéralisation et la désacralisation progressives du sexe, la recherche de la facilité, expliquent en partie l'éthylisme au féminin qui gagne chaque jour qui passe du terrain avec des caractéristiques différentes de l'alcoolisme masculin. L'alcoolisme de la femme est parfois sporadique, par rafales. Après des semaines, voire des mois de sobriété spontanée, une contrariété, un choc émotif, même mineur, peuvent déclencher une cuite massive et incontrôlée. Toutes les couches sociales sont prises dans l'engrenage de l'éthylisation et se côtoient à l'ombre de la bouteille ; cependant que l'âge de la consommatrice diminue. La femme ivoirienne d'aujourd'hui commence à s'alcooliser en pleine activité génitale ou par la lune de miel plus ou moins rapidement suivie, si la dépendance s'installe, de la lune de fiel.

La société moderne avec ses exigences met l'appareil mental de la femme à rude épreuve. Elle doit continuer d'être la femme, l'épouse, la mère, et assumer en plus, tout ce nouveau rôle que la société de consommation impose à l'homme ivoirien pour assurer la survie et maintenir l'équilibre de la cellule familiale. L'Ivoirienne de nos jours est de plus en plus surmenée par l'acrobatie à laquelle elle est contrainte pour vivre et faire vivre son monde. Alors, il arrive qu'elle craque et pour faire face à ces difficultés, elle a recours à l'éthanol. Mais si l'alcoolique masculin est vu par certains avec tolérance, voire parfois avec sympathie, la femme alcoolo-dépendante est montrée du doigt et entourée d'opprobre. Le monde dionysiaque est un monde masculin, boire est un signe de virilité, un privilège de l'homme. Alors elle dissimule le plus possible ce qu'elle appelle à tort son vice, perd le respect d'elle-même et peut développer des tendances autodestructrices. La femme alcoolique se terre dans la clandestinité. La femme ménagère profite de l'absence de son mari parti tôt le matin pour le travail pour prendre sa dose à la maison, ou elle picole sur le trajet du marché. Ainsi a-t-elle le temps de faire sa cuite et de ranger soigneusement la bouteille vidée. L'entourage direct et le mari en particulier ignore souvent que sa femme boit depuis des années. Et c'est la découverte fortuite de boisson alcoolisée, de bouteilles ou de flacons vides en un lieu inapproprié (wc, placard, cuisine...) qui fera prendre douloureusement conscience au conjoint que son épouse est éthylique. Le fait que ce sont les voisins, les amis, qui s'aperçoivent de quelque chose avant le mari, est, sans doute là aussi, un des facteurs de l'alcoolisme de la femme.

La femme boit en cachette et en solitude parce qu'elle traîne un fort sentiment de honte et de culpabilité. Son alcoolisme renvoie à la conscience de la société. Un dicton ne dit-il pas : «**Lorsqu'un homme boit, c'est le toit de la maison qui brûle ; quand c'est la femme, la maison tout entière devient la proie des flammes ».** En outre, l'histoire de la parenté nous enseigne que lorsqu'un enfant réussit, comme le dit l'adage courant, on le désigne par rapport au père, mais quand il échoue ou se marginalise par des méfaits quelconques, il devient fils ou fille de sa mère. La femme, semble-t-il, boit également parce qu'elle se sent seule. Et dans la mesure où son alcoolisme l'enfonce dans sa solitude, nous comprenons en partie l'alcoolisme de la femme seule, de la célibataire, de la divorcée et de la veuve ayant des enfants à charge ou non. L'alcoolisme féminin, l'alcoolisme au féminin, l'alcoolisme chez la femme ou de la femme, selon les auteurs, apparaît de nos jours comme la rançon de l'émancipation. En effet, si la femme a accès aux mêmes fonctions que l'homme et la « concurrence » dans bien des domaines, elle se vante de boire comme lui dans ses moments de joie, mais aussi pour se « masculiniser », pour attirer l'attention de la société sur les difficultés, les soucis, les ennuis qui l'écrasent ; étant donné qu'elle vit dans la même société que ses concitoyens. Ainsi, les expressions suivantes souvent entendues en Côte d'Ivoire : « **il est comme une femme »** (parce qu'il est abstinent) ; «**il boit comme une femme »** (parce qu'il le fait modérément), ne reflète plus tout à fait la réalité. Comme l'homme, la femme boit de plus en plus en public, quelquefois debout et à même la bouteille.

Les échecs scolaires et l'exode rural sont en partie à l'origine de serveuses dans les maquis, bars-restaurants, boîtes de nuit avec tout ce que cela comporte de risques pour faire marcher les affaires des « patrons » : prostitution, semi-prostitution, drogue et surtout libation. Puisque ces serveuses, pour être bien payées, pour espérer avoir des pourboires, doivent pouvoir embrigader leurs clients en les enivrant, mais, bien souvent aussi, tout en s'enivrant elles-mêmes. Rappelons que les **maquis** qui ont plus d'audience sont ceux qui s'attachent les services de jeunes filles disposées à réserver un accueil enclin à la luxure. Alcool et libido allant de pair, dit-on, des gérants, pour faire marcher leur boîte de nuit, accordent l'entrée gratuite aux filles.

3.1.4. Alcoolisation de la personne âgée

Vieillir est un passage difficile. En effet, en vieillissant, l'être humain se voit plus souvent confronté à des pertes tragiques et passe par des moments d'abattement et de crise. Le troisième âge est marqué par de lourdes pertes qui peuvent s'appréhender à trois niveaux. D'abord, perte du travail : pour les personnes qui exerçaient une activité professionnelle, la retraite marque l'entrée dans la catégorie des vieux, des séniors. En perdant leur travail, beaucoup ont l'impression de devenir inutiles. À quoi sont-elles encore bonnes ? Ensuite, perte de partenaire et d'amis : un grand nombre de personnes âgées ont beaucoup de peine à se remettre de la mort de ceux qui leur étaient proches. En se retrouvant seules, elles sombrent dans le désespoir ou la maladie. Pour elles, la vie a-t-elle encore un sens ? Enfin, perte de la santé : l'homme commence souvent à se sentir vieux lorsqu'il constate que sa santé décline. La maladie diminue sa mobilité et, par là même, ses contacts avec le monde extérieur ; ce qui accroît son impression de solitude. Qui se soucie encore de lui ?

La solitude, le deuil, la perte de l'activité professionnelle, l'ennui, le sentiment de ne plus avoir aucun rôle à jouer dans la société, poussent la personne âgée à se tourner vers l'alcool dans l'espoir d'y trouver quelque réconfort. Il boit pour se calmer, pour se consoler, ou encore pour oublier. C'est là une attitude qui comporte de nombreux risques et qui peut même engendrer un alcoolisme tardif. Les retraités ont désormais du temps, trop de temps, qu'ils passent en partie dans les lieux du boire. Or, avec les années, l'organisme réagit toujours plus violemment aux substances nocives. Des doses relativement faibles suffisent déjà à déclencher une intoxication. Le métabolisme se ralentit, de sorte qu'il faut davantage de temps pour que l'alcool soit éliminé ; des effets secondaires désagréables commencent à se manifester de plus en plus souvent. On parle d'un abaissement du seuil de tolérance ou de tolérance inversée que l'on observe à partir de 50 ans. Cela est dû au fait que la quantité d'eau dans l'organisme diminue : l'alcool est dilué dans moins de liquide, l'alcoolémie est plus élevée et les effets plus importants. À cela s'ajoutent des changements de fonctionnement de certains organes comme les reins ou le foie. Plus l'âge avance, plus ces changements sont marqués. Ainsi les risques sont bien plus importants pour un octogénaire que pour un nouveau retraité. Et pourtant, nombreux sont ceux qui se rendent compte qu'ils supportent moins bien l'alcool avec l'âge et qui réduisent d'eux-mêmes leur consommation. D'autres continuent de boire sans le moindre changement, ce qui entraîne généralement des lésions et, dans certains cas, l'alcoolo-dépendance. Bien souvent, boire moins, c'est encore boire trop. Même chez les personnes âgées qui ne semblent pas commettre d'abus, on observe fréquemment des troubles dus à l'alcool.

3.1.5. Alcoolisation liée à la profession

S'il semble que certains métiers invitent à la modération parce qu'ils exigent une grande dextérité manuelle par exemple la couture, le montage en électronique, l'horlogerie..., d'autres, en revanche, exposent à l'alcoolisation voire à l'alcoolisme. L'approvisionnement relativement facile en boissons alcoolisées à des prix dérisoires, l'instabilité et la pénibilité du travail auxquels s'ajoutent les contraintes d'adaptation aux horaires et aux cadences des activités, le régime alimentaire précaire, sont les principaux facteurs explicatifs de l'usage abusif de l'alcool des dockers et travailleurs de certaines entreprises du port. Les agents des travaux publics et des travaux lourds (travaux de terrassement, conduite d'engins lourds, manipulation de marteaux-piqueurs...), les menuisiers, les maçons, les mécaniciens..., boivent parce que leur travail est déshydratant et exige une force musculaire.

L'alcoolisation des enseignants, des instituteurs et leurs adjoints, tire en partie son origine dans la politique de l'éducation pour tous qui a eu pour corollaire le nombre croissant de cette catégorie de fonctionnaires dont la promotion s'avère de plus en plus difficile. Un autre fait qu'il faut noter est le nombre pléthorique d'élèves dans certaines classes exigeant à la fois beaucoup plus de temps et d'efforts de la part des enseignants et une pédagogie nouvelle pour espérer garantir le minimum de succès. Enfin, pratiquement, tous les confins sont dotés d'établissement scolaire. Affectés donc à des « postes déshérités » pour nécessité de service, ces instituteurs et leurs adjoints jouissent d'une certaine crédibilité auprès des villageois avec lesquels il faut communiquer. Le marchand d'alcool leur accorde alors des facilités de crédit. Aussi est-ce fréquent que certains boivent jusqu'à concurrence de la moitié de leur salaire. Ils boivent pour briser la solitude, combler un vide affectif, psychologique, culturel et ludique ou pour vaincre la timidité. Celle-ci, dit-on, n'est pas compatible avec l'enseignement. Nous savons pourtant qu'il existe des instituteurs et instituteurs adjoints sans vocation.

Les « corps habillés » s'alcoolisent parce que leur travail impose l'éloignement, la solitude ; les expose ou au froid ou à la chaleur et exige l'endurance. Ceux qui travaillent dans les usines de fabrication de boissons alcoolisées, les restaurants-bars, les **maquis**, les gérants de boîtes de nuit, les fabricants de **koutoukou** et autres bouilleurs de cru sont eux aussi exposés à la toxicomanie alcoolique. Des fonctionnaires affectés à l'intérieur du pays développent un alcoolisme d'entrainement. Ils sont souvent appelés à accompagner des délégations préfectorales ou sous-préfectorales dans leurs multiples tournées copieusement arrosées. Il faut noter aussi les vins d'honneur servis à l'ouverture et/ou à la clôture de séminaires et colloques. Certains cadres ivoiriens boivent pour oublier les erreurs commises et les difficultés rencontrées dans la gestion de leurs « affaires » ou de leur service. Comme le « Blanc », ils boivent généralement seuls ou en famille, du champagne, du rhum, du whisky, du Ricard, du « bon vin » de table pour selon eux, relever la sauce. Ils prennent l'apéritif pour bien manger, ils prennent le digestif pour bien digérer ; au lieu de manger pour avoir envie de boire, ils boivent l'apéritif pour avoir envie de manger. Ils boivent aussi pour combler un vide intérieur, chasser un ennui mental. L'alcoolo-dépendance a donc des origines dans la profession, mais elle peut être due aussi à l'absence de profession.

3.1.6. Alcoolisation liée au chômage

Si le travail, dans une certaine mesure, est ressenti comme une servitude, il nous libère d'autres servitudes, il rend indépendant, autonome, réalise l'ego en tant qu'adulte responsable dans la communauté. Il est l'essence de l'homme et un facteur de socialisation. Or les crises politico-militaires, économiques, structurelles, morales, institutionnelles successives que connaît depuis un certain temps la Côte d'Ivoire, ne fait qu'accélérer les compressions, les licenciements, tandis que les possibilités de création d'emploi sont rendues quasiment nulles. La conséquence est le nombre important de chômeurs. En 2002, la Direction de l'observatoire de l'emploi, des métiers et de la formation de l'AGEPE (Agence d'Études et de Promotion d'Emploi) indique que le taux de chômage en Côte d'Ivoire est de 13,1% ; il est de 10,8% chez les hommes et de 15,9% chez la femme. À Abidjan en 2008, ce taux est de 13,1% ; il est de 20,8% chez les jeunes et 21,9% chez les femmes. Il importe de savoir comment ces chômeurs vivent leur situation. M. Ackah, dans sa thèse de doctorat en psychologie sociale (inédite), dépeint deux sortes d'attitudes. La première, qui est celle des cadres, consiste à rechercher des causes externes. Pas de profonde remise en cause personnelle. Bien sûr, le sentiment d'échec est très vif, mais dans cette catégorie de travailleurs, les raisons du malheur se trouvent par exemple dans la mauvaise orientation économique ou encore dans l'inadéquation entre la formation et les emplois disponibles. À l'inverse, les ouvriers ou les travailleurs moins qualifiés se considèrent un peu plus responsables de la situation dans laquelle ils se trouvent. L'ouvrier aura plus tendance à admettre que c'est certainement lui qui n'a pas su faire ce qu'il fallait pour, soit garder son emploi, soit en retrouver un autre.

Il est évident que les représentations, attitudes et réactions d'un chômeur sont étroitement liées à un certain nombre de paramètres : sexe et âge du chômeur, sa situation matrimoniale, la durée du chômage, son niveau d'instruction, la nature de sa formation, est-il compressé ou licencié ? Est-il à la recherche d'un premier emploi ? Touche-t-il une allocation ? Il semble que les chômeurs de Côte d'Ivoire présentent toutes ces caractéristiques. Le chômage est devenu non seulement « quantitatif », c'est-à-dire manuel, mais aussi « qualitatif », c'est-à-dire intellectuel. Au total, angoisse et anxiété habitent ces chômeurs. Certains se sentent humiliés, dévalorisés ; d'autres, trompés et frustrés, sont aigris. D'autant qu'il existe des offres qui semblent correspondre à leur profil de formation ou à leur qualification, mais ils ne peuvent y accéder ; quand d'autres, sont « habillées » de telle sorte qu'elles ne sont pas à leur portée : formation dans telle ou telle université plus 10 années d'expérience par exemple. Et le patronat tout puissant porte son choix sur une connaissance, mieux, un parent, même s'il ne répond pas aux critères exigés. Il s'agit là de la corruption, du népotisme et de l'arbitraire, trois des maux de la société actuelle.

Les chômeurs sont donc des candidats par excellence à l'alcoolo-dépendance. Ils sont réduits à l'état de vagabondage, de mendicité et de parasitage. Certains, comme le dit M. Ackhah, font semblant d'aller au travail. Car il s'agit de sauver les apparences, simuler une activité extérieure pour maintenir leur statut de chef de famille. Mais d'autres, faut-il le souligner, vont à la recherche d'un complément alimentaire que leur procurerait l'alcool, lequel serait aussi un instrument de manifestation de la délinquance, de défi social ; une sorte de cure personnelle ; une manière de traiter les déceptions, les frustrations, l'humiliation, de faire face aux difficultés matérielles et financières. L'alcoolisme des chômeurs est en quelque sorte le prisme à travers lequel ils regardent se jouer la comédie, se manifester les contradictions de notre société.

Il est vrai que des chômeurs, grâce à la solidarité, vivent aux dépens de parents ou d'amis, même si c'est une vie de galère, en attendant que leur situation s'améliore ; d'autres vivent de leur allocation de chômage. Mais il est aussi vrai que d'autres encore sont sans ressource et sans soutien. Expulsés de leur domicile, l'épouse est partie, les enfants sont livrés à eux-mêmes ou dans le meilleur des cas, ils sont confiés à des amis ou à des parents. Comme les retraités, pour lutter contre la solitude, l'ennui, l'oisiveté, se supporter, supporter l'autre, se convaincre qu'ils existent, ils passent le plus clair de leur temps à fréquenter les lieux de vente d'alcools pour s'adonner à des jeux de société, mais en réalité, c'est dans l'espoir d'y rencontrer un ami ou un parent susceptible de leur « payer le pot ». Au besoin, ils se rendent à son domicile. Et comme le veut la tradition, plutôt que de donner à manger, il offrira spontanément de l'alcool à son visiteur quelquefois famélique. Il suffit donc pour un chômeur de connaître un ami ou un parent adepte d'alcool pour qu'il lève le coude régulièrement. Les crises n'ont fait que renforcer la solidarité entre les consommateurs qui n'hésitent pas à se cotiser pour acquérir la boisson préférée. Si l'on en croit cette interlocutrice, les crises ne constitueront jamais un frein à l'alcoolisation. Car dit-elle : « **même si le litre de vin rouge coûte 3000 F CFA** (soit le double du prix en cours) **je ferai tout pour m'en procurer quand besoin se fera sentir ».**

3.2. Facteurs psychosociaux

3.2.1. Alcool comme moyen d'affirmation de soi

Les psychologues distinguent généralement deux genres d'individus : les extravertis et les introvertis. L'éducation traditionnelle qui veut que les cadets parlent aux aînés la tête baissée, l'éducation formelle qui demande aux élèves de s'adresser à leur maître les bras croisés, l'école coranique avec ses préceptes rigoureux de la morale, ont renforcé chez des Ivoiriennes et des Ivoiriens, leur tendance naturelle à l'introversion. Ceux-ci en effet, ne peuvent véritablement s'exprimer devant un public ou une assemblée, s'exhiber ou s'offrir en spectacle, résoudre une situation difficile, aborder une personne en l'occurrence une fille qu'ils convoitent, bref, avoir confiance en soi, s'affirmer, sans avoir recours à l'alcool. Celui-ci, dit-on, permet d'accomplir des performances physiques dont un individu ne serait capable dans son état habituel. Ainsi simulera-t-il plus facilement les « stars » de la danse ou de la musique parce qu'il n'a pas « froid aux yeux ».

La réalité est que dans une première phase, l'alcool agit comme un stimulant, le consommateur est entreprenant et audacieux. Mais, passée une certaine dose, l'alcool exerce plutôt une action dépressive, provoquant ainsi un état de prostration, d'abattement dont la durée est inversement proportionnelle à celle de l'euphorie ressentie ou alors un état d'agitation, de nervosité, de convulsion. L'alcool ne pouvant « guérir » définitivement l'introversion, il va falloir y recourir régulièrement. Des musulmans ayant tenté cette expérience pour transgresser, selon eux, les mœurs trop rigides de leur religion qui, comme ne cessait de répéter Bruno Claver[1] lors de nos entretiens, peuvent faire d'eux plus tard des adultes soumis, sans volonté ou des dépravés, se sont retrouvées patientes au centre d'accueil de la Croix-Bleue.

3.2.2. Alcool comme moyen d'oubli de soucis, d'ennuis et d'évasion

La plupart des gens qui se rendent dans les **maquis** pour boire de l'alcool évoquent comme entre autres causes l'oubli des soucis, d'ennuis et d'évasion. En effet, les facteurs générateurs de soucis et d'ennuis chez l'Ivoirien d'aujourd'hui sont multiples. Les sacrifices consentis à l'école et à l'université souvent sanctionnés par le « chômage intellectuel », les affectations de fonctionnaires contre leur gré à des « postes déshérités » pour nécessité de service, le poids de la solitude et de la monotonie, méritent d'être retenus parmi les facteurs de l'alcoolisme des instituteurs, des retraités, des « corps habillés ».

L'anxiété générale dans laquelle certains Ivoiriens sont plongés quand la fin du mois approche et qu'ils réalisent qu'ils ne pourront pas faire face aux promesses, aux dettes contractées, aux problèmes familiaux, aux sollicitations des parents, de la belle-famille et des connaissances ; les angoisses dues aux menaces de retrait de lot non mis en valeur, aux quittances de loyers, d'eau et d'électricité non payées dans les délais prescrits, à l'inadéquation entre les fonctions et les compétences requises chez certains cadres ; décès d'un(e) conjoint(e), d'un(e) parent(e), d'un(e)ami(e) cher(e) ; échecs aux projets rendus fréquents du fait de la crise économique, de l'instabilité politique et institutionnelle ; infidélité d'un(e) époux(se), les compressions et les licenciements, les avancements

[1] Op. cit.

indiciaires et catégoriels à double vitesse ; la non satisfaction de nombreux besoins quelquefois artificiels sécrétés par une société de consommation…, sont autant de facteurs qui favorisent ou déclenchent l'alcoolomanie chez certains, quand ils précipitent d'autres dans cette addiction où ils pensent trouver consolation. Bien souvent ces derniers, comme pris de dipsomanie, boivent subitement de fortes doses d'alcool. Les soucis et les ennuis, on le sait, sont source d'insomnie. Et l'un des somnifères le plus utilisés est l'éthanol. En dépit de la publicité en faveur des insecticides et les conseils relatifs à la prévention du paludisme (moustiquaire imprégné), l'on préfère consommer son alcool pour, non seulement, oublier momentanément ses problèmes, mais aussi pouvoir dormir profondément et ne pas sentir les piqûres des moustiques qui, en piquant un soûlaud, se soûlent et perdent de leur force. L'alcool jouerait alors le rôle de moustiquaire ou de climatiseur.

L'Ivoirien de condition modeste « fuit » la promiscuité ou le « vide matériel » pour aller se griser chez des parents ou des amis mieux pourvus ou dans des **maquis** pour tuer ses ennuis, noyer ses soucis, s'évader, se récréer, se retremper. L'isolement, le manque de distraction, l'absence de loisir, bref, la misère, la « pauvreté » du cadre de vie, explique la toxicomanie alcoolique surtout des immigrés dont la plupart grossissent les périphéries urbaines ; mais le régime alimentaire déséquilibré est également un facteur non moins important de ce type d'éthylisme. Des Ivoiriens nous ont confié que sans l'alcool, ils se seraient suicidés, car ils n'auraient pas pu supporter le poids de leurs soucis, de leurs ennuis, de leurs chagrins, de leurs problèmes, de leurs difficultés. Mais ils ne se rendent sans doute pas compte qu'ils ont ainsi entamé le chemin du suicide de par l'usage régulier de l'alcool ; une forme de suicide différé. Dans tous les cas, la société s'avère anxiogène et suicidogène.

3.2.3. Alcool comme moyen de communication

La communication, on le sait, est une institution sociale coextensive à la société, c'est-à-dire primaire ou majeure. En d'autres termes, aucun membre de la société ne peut vivre sans communiquer avec autrui, c'est un besoin vital. Les sourds-muets communiquent et ils ne peuvent pas ne pas communiquer ; la communication étant indispensable à la vie sociale et à la vie tout court. Dans ce sens, l'alcoolisation fait partie d'un code de politesse, d'un rite social global qui apparaît dans les relations familiales, sociales et professionnelles. L'alcool est un intermédiaire privilégié entre les individus dans toutes les occasions de joie comme de tristesse, de rencontre comme de départ, de baptême comme aux funérailles, aux séminaires, aux cérémonies d'inauguration, aux réunions mensuelles de ressortissants d'une même localité à Abidjan, etc.

Le premier geste que l'on fait à l'endroit d'un visiteur, c'est de lui offrir un verre d'alcool dont la valeur s'est substituée à la valeur rituelle de l'eau. L'on insistera auprès du visiteur pour qu'il consomme ce verre d'alcool. Si celui-ci n'est pas de son goût, l'on lui proposera toute la gamme d'alcools pour qu'il puisse faire son choix. Mais quand il s'agira de l'eau ou d'un repas, l'on n'insistera guère. Il arrive que le visiteur lui-même demande de vive voix à boire à son hôte si celui-ci tarde à faire le geste. Au besoin, le visiteur fait connaître son intention de le faire à sa place pour attirer son attention sur ce qu'il considère comme son devoir. L'alcool détermine le choix des amis. L'on rend plus facilement et régulièrement visite à un autre alcoolomane. Ainsi paiera-t-il le pot et, en buvant ensemble, l'on pourra bavarder, se défouler, discuter, dire tous les secrets, toute la vérité. On a pu dire qu'aucune substance consommable n'a la même complicité que l'alcool avec la parole, il délie les langues en rendant les buveurs bavards ou poètes selon leurs talents ; le vin fait d'un faible un fort, d'un silencieux, un bavard. Cette complicité tient également au fait que les mots ont une saveur et pas seulement un sens. Aussi la dégustation des substances alcoolisées est-elle en même temps une dégustation de mots. En tout cas, « **il faut n'avoir rien à cacher pour oser prendre le vin qui fait parler ; les buveurs de vin sont francs** »[1]. Dans le champ de notre observation, nous avons été frappés par le fait que des addictés à l'alcool montrent des signes d'inquiétude, de malaise, quand ils restent un certain temps sans absorber de boisson alcoolisée. Dès qu'ils s'en procurent, ils redeviennent détendus et souriants. Les visites deviennent ensuite réciproques, surtout les « week-ends », les fins de mois et les jours fériés. Les occasions de boire se multiplient également : un service rendu, un succès à un concours ou à un examen, un changement de grade, un premier salaire, une nomination, une décoration. C'est l'alcoolisme de convivialité. Finalement, on ne boit pas à l'occasion d'une rencontre, on se rencontre pour boire. L'amitié se nourrit aussi d'alcool. Il existe en réalité une amitié à fondement alcoolisationnel et alcoolique qui est quelquefois très personnelle, intime, cordiale, désintéressée.

Cependant, autant l'alcool fonde et scelle l'amitié, autant il est source d'empoisonnements. En effet, l'on passe fréquemment par le biais de la boisson alcoolique pour empoisonner son ennemi(e), son (sa) rival(e), son (sa) collègue, son ami(e), son (sa) parent(e). Aussi, dans certains milieux, est-il de règle que celui qui sert l'alcool, en goûte avant de l'offrir. Celui qui se lève

[1] J-J Rousseau cité par M. Chatelain-Courtois (1984) Les mots du vin et de l'ivresse, p. 129.

momentanément doit prendre soin de vider son verre. Et il ne doit en aucun cas être servi en son absence, autrement celui qui le fait est obligé d'en goûter le premier. Dans d'autres milieux, c'est l'attitude inverse qui est de règle : celui qui sert l'alcool ne doit pas se permettre d'en goûter avant de l'offrir parce que c'est en goûtant qu'il y déverse le poison enfoui dans les narines ou dans les moustaches. Dans un cas comme dans l'autre, il s'agit d'une attitude de méfiance. En règle générale, le service se fait sous l'œil bienveillant des uns et des autres. Au besoin chacun se sert, l'expression consacrée est « chacun s'empoisonne ». Ce qui peut laisser supposer qu'on est conscient qu'en consommant de l'alcool on s'empoisonne, on se tue. Mais si on ne le fait pas, que va-t-on faire d'autre de mauvais pour entamer sa santé ? Et puis, ne dit-on pas que l'alcool tue lentement ? On s'en fout, on n'est pas pressé. De toute façon, la santé n'est rien par rapport à ce que l'on attend de la consommation de l'éthanol sur le plan psychosocial (effets psychotropes, bénéfices secondaires : oubli de soucis, facilitation de sommeil…), disent les consommateurs.

L'alcool peut être par ailleurs à l'origine de malentendus et de discordes. L'abstinent se verra systématiquement écarté de son groupe d'alcoolomanes. Ceux-ci ne lui rendront plus visite pour ne pas risquer d'être mal reçus parce qu'ils ne trouveront rien à boire. Ils éprouveront de la gêne à rester aux côtés de quelqu'un qui ne boit plus. Celui-ci sera à moitié pardonné s'il donne des raisons valables de son abstinence circonstancielle ou totale (par exemple, problème de santé avec certificat médical à l'appui au besoin). Toutefois, il ne sera réhabilité par le groupe que lorsqu'il se décidera à trinquer à nouveau. Autrement, il peut être définitivement exclu du groupe parce qu'on le trouve gênant. Autrefois « fidèle » compagnon buveur, l'abstinent secondaire est désormais traité d'imbécile, d'hypocrite, de méchant, de radin. C'est parce qu'il ne veut pas dépenser son argent qu'il décide de ne plus s'empiffrer. Il fuit les autres, il est suspect, il cache quelque chose aux autres, il a de mauvaises intentions. Bref, il n'y a plus intérêt à lier amitié avec lui ; il n'est plus fréquentable. À ce propos, un consommateur nous a informés qu'un visiteur a été expulsé par son hôte en l'occurrence son meilleur ami « alcoolophile », en balançant son balluchon par la fenêtre, parce que selon lui, il a décidé unilatéralement d'opter pour la voie de l'abstinence. « **Pourquoi t'abstiens-tu ? Pourquoi ne m'as-tu pas informé ? Pour qui me prends-tu ?** », devait-il dire avant d'accomplir son forfait. Sous ce rapport, l'alcool apparaît comme l'épée de Damoclès ; la consommation d'éthanol, comme un « fait social » au sens durkheimien du terme.

3.3. Facteurs socioéconomiques

3.3.1. Industries locales et importations d'alcools

La fabrication industrielle de boissons alcoolisées semble faire partie intégrante des rouages de l'économie nationale. Les chiffres d'affaires des industries locales notamment ceux de Solibra ne sont pas négligeables. Au plus fort de la crise en 1980, Solibra s'est maintenue à un niveau de croissance soutenue. Pendant que de nombreuses autres sociétés industrielles mettaient au chômage une partie de leurs agents ou tout simplement fermaient, Solibra entreprenait des aménagements importants de ses locaux et prévoyait même la mise en place d'un nouveau groupe d'embouteillage à des coûts de milliards. Cette situation a amené les autorités du pays à procéder le 21 janvier 1987, à la remise de décorations à 110 travailleurs qui, selon elles, luttent sans cesse pour maintenir le bon renom des boissons de cette brasserie non seulement sur le plan national, mais aussi sur le plan international à travers sa nouvelle marque de bière Mamba.[1] Aujourd'hui, en dépit des crises successives qui ont amené de nombreuses entreprises locales à mettre la clé sous le paillasson, il en reste encore une vingtaine qui continue d'approvisionner les différents marchés. Sans oublier celles qui ont toujours, notamment pour échapper à la fiscalité, évolué dans la clandestinité. Par ailleurs les importations massives de boissons alcoolisées obéissent essentiellement à deux préoccupations : d'une part les taxes imposées sur les boissons alcoolisées procurent d'importantes devises à l'état ; d'autre part les importateurs qui, « mutatis mutandis », réalisent des bénéfices. À titre d'exemple, selon les statistiques douanières, en 2008, 38 716 569 kg de boissons alcooliques ont été importés pour une valeur de 21053 525 549 F CFA et des droits de taxes douanières à hauteur de 13 318 862 868 F CFA. En 2012, 47 211 368 kg de boissons alcooliques pour une valeur de 26 996 303 884 F CFA et 18 361 919 688 F CFA de droits de taxes douanières.

La production artisanale de boissons alcoolisées prend l'allure d'une véritable industrie en ce sens que le nombre de ceux qui s'adonnent à cette activité croît sans cesse et la quantité de leurs produits écoulés sur les marchés devient de plus en plus importante. Pour certains producteurs, cette activité constitue la seule source de revenus, et pour d'autres, c'est un appoint non négligeable. L'offre de ces substances alcoolisées se fait essentiellement au travers de deux structures économico-politiques : la publicité et les maquis.

[1] Source : Fraternité-Matin du 31 Janvier 1987, p. 8.

3.3.2. Publicité pro-alcoolique

Daniel Bollinger[1] définit la publicité comme étant « **l'art de présenter un produit aux utilisateurs potentiels de telle manière qu'ils aient envie de l'acquérir et qu'ils sachent en tirer bon usage »** ; pour Leduc :[2] «**C'est une activité de communication avec le public au service de l'entreprise.** Quant à Koné Hugues, au cours d'un entretien en 1987, il la définit comme : « **l'ensemble des procédés et des techniques visant à faire connaître un service ou un produit »**. Ainsi définie, la publicité a certainement des retombées bénéfiques aussi bien sur le consommateur que sur le producteur, parce qu'elle apparaît comme un guide permettant de connaître les qualités réelles d'un produit et d'assurer un lien entre le consommateur et le producteur qui s'ignoreraient sans elle. Cependant, étant donné que la publicité est également, comme le dit Thysier[3], « **une institution autonome intrinsèquement capable de fonctions soit positives soit négatives »**, elle peut se faire au détriment d'une certaine catégorie de consommateurs.

En Côte d'Ivoire, il semble que la publicité pro-alcoolique a des fonctions essentiellement négatives. En effet, la conception et la diffusion des messages (peu avant, pendant ou après les journaux radiodiffusés ou télévisés, ou les « grands matchs » de football) faits par des spécialistes et des professionnels de renommés et entretenus par la musique la plus en vogue, répondent à un besoin psychoaffectif. Les spots, les panneaux présentant des buveurs vigoureux, les tee-shirts, les chapeaux... sont également d'efficaces supports publicitaires. Or comme le

---

[1] Cité par Kouamé Bi Ballo (1978) La publicité et le consommateur ivoirien, p. 21.

[2] Ibid, p. 21.

[3] J-J Thysier(1987) Cours de sociologie de l'éducation (inédit).

dit Kouamé Bi Ballo,[1] « **l'Ivoirien connaît et croit au pouvoir de la publicité** ». Toutefois, il semble qu'il soit encore plus facilement influençable par la publicité pro-alcoolique. Car, la publicité crée des rêves, exploite ou suscite des besoins quelquefois artificiels dont la non-satisfaction provoque un certain manque, une frustration. Dans cette perspective, la publicité pro-alcoolique semble répondre aux attentes des Ivoiriens qui ont de plus en plus besoin de s'évader pour oublier momentanément leurs soucis, leurs ennuis et leurs chagrins. Les messages véhiculés par la publicité ne font que consolider les consommateurs dans leur ignorance, les convaincre sur leurs croyances et les préjugés. Non seulement, la publicité crée des rêves et suscite des besoins, mais aussi elle présente l'alcool comme un bien de consommation de première nécessité, un briseur de souci, une béquille, une tierce personne avec qui il faut compter, une des chances de réussite dans la vie. Dès lors, l'achat d'un tel produit se fait sans hésitation. Ceci est de bonne guerre : la publicité est un placement. Elle apparaît donc comme le fer de lance des marchands d'alcools. Phénomène total et totalitaire, la publicité pro-alcoolique est fortement intégrée dans les campagnes d'exploitation des masses. Elle ne sert en aucun cas à des fins d'épanouissement des publics cibles ; ceux-ci en sont tout simplement aliénés. Certes, les boissons qui font l'objet de publicité font partie de celles appelées boissons faiblement alcoolisées (de 1,2% à 7%). Cependant, d'autres, fortement alcoolisées (au-delà de 7%) sont diffusées à travers les films télévisés, le cinéma et des journaux internationaux ayant une large audience auprès des Ivoiriens.

[1] Kouamé Bi Ballo, op. cit. p. 30.

3.3.3. Maquis

En Côte d'Ivoire, écrit Kouakou N'guessan François :[1] « **le mot maquis est une terminologie métaphorique. Il renvoie à une triple réalité qui est à la fois gastronomique, culturelle et politique. Le local-maquis apparaît comme un lieu de fortune édifié plus ou moins sommairement, généralement sans autorisation régulière pour répondre au besoin d'une clientèle ponctuelle** ». Si des Ivoiriens préfèrent consommer à leur domicile pour, selon eux, ne pas offenser autrui, ne pas s'exposer à la risée du public, ne pas se faire agresser… d'autres, en revanche, ont pris l'habitude de consommer dans les **maquis** soit pour « fuir » la misère, la monotonie, l'étroitesse de leur logement, soit pour ne pas se prêter aux visites intempestives, aux tracasseries et aux sollicitations de la famille. Ils « fuient » le dialogue, particulièrement avec les enfants qui risquent de découvrir leur incapacité à faire face à leurs besoins matériels. Nous savons que la conséquence d'une telle situation est l'effritement de l'autorité et la perte de la dignité paternelles. Ceux-ci ne tarderont pas à se rendre à leur tour dans les **maquis**, dans les cafés, dans les restaurants-bars, à l'insu de leurs parents.

Les **maquis** sont devenus de nos jours des lieux de repères, d'informations, d'éducation, d'échanges d'expériences, de prise de conscience des problèmes de la vie quotidienne. Les « maquisards » se servent de l'alcool pour faire des **maquis** de véritables forums à palabre. Ils y étalent tout leur savoir. Les sujets abordés sont de tous ordres : économique, socioculturel, politique, ceux ayant trait au sport, au développement de village… et ce, de

[1] F. Kouakou N'guessan (1982) Le maquis abidjanais : un lieu de restauration ou de conscientisation ? Kasa Bya Kasa, n°1, p. 124.

façon libre et démocratique. Selon Kouakou N'guessan François :[1]

« **Le maquis à ses origines a rassemblé des citadins de condition modeste. Aussi se sentaient-ils chez eux dans ce lieu où les règles contraignantes de bienséance ou autres artifices de la modernité ne pouvaient les mettre en défaut parce que libres là-bas de leurs mouvements et attitudes : on peut y manger avec la main, par terre si on le veut, boire dans un gobelet, se rincer la bouche et cracher bruyamment, roter à gorge déployée pour exprimer à la tenancière sa satisfaction, rire aux éclats sans offusquer personne, dire ce qu'on pense et des grossièretés sans enfreindre à la courtoisie du groupe. Le modèle des alliances cathartiques joue lorsque les conditions de son application sont réunies. Par ailleurs, les tenues vestimentaires bleues de travail, haillons, casques de chantier, bottes… expliquent extérieurement l'origine sociale des clients** ».

Aussi l'investissement des **maquis** par des « **grotos** » ou « **grands types »** ne dérange-t-il guère. Les tenancières le savent si bien qu'elles ne se font pas prier pour servir de l'alcool quelquefois à crédit au client même notoirement ivre pourvu qu'il en réclame encore. Ces tenancières sont plus promptes à servir de l'alcool que de servir de l'eau. Utilisé intransitivement, le verbe boire sous-entend pour les tenancières l'alcool. L'eau est servie sur insistance du client. Il arrive qu'il n'y ait pas de l'eau à boire si ce n'est celle pour se laver les mains. Ou s'il y en a, elle n'est pas glacée. Pendant que dans un coin du **maquis**, la bière est presque congelée et le vin, bien chambré. Cette eau, non seulement elle n'est pas glacée, mais elle sera servie dans un gobelet repoussant. Le client de son côté ne s'en offusque pas. Car, devant un plat de viande de brousse fumante, souvent en compagnie de sa « copine », de son

---

[1] F. Kouakou N'Guessan op. cit. 129.

« deuxième ou troisième bureau », n'accompagnera pas le repas de l'eau même glacée pour ne pas paraître ridicule aux yeux des autres commensaux. Les « maquisards » se comportent comme si l'eau ne peut pas étancher leur soif ; elle est systématiquement rejetée, disqualifiée. Ceci nous fait penser à ce vieux proverbe : **l'eau fait pleurer et le vin fait chanter**.

Il semble que dans les **maquis** le bien-boire ait une portée sociale plus importante que le bien-manger. Le bien-boire permet de réduire les distances sociales, de niveler les relations sociales, de se confier à tout le monde. Car, il faut rappeler, avec Kouakou N'Guessan François[1] : « **le langage utilisé fréquemment dans les maquis est le français populaire dans lequel les structures syntaxiques des langues africaines sont dominantes** ». Ce français permet de communiquer immédiatement et facilement. Des informateurs nous ont confié qu'ils ont tiré profit des **maquis** : placement professionnel notamment. Les **maquis** les plus fréquentés sont ceux qui réservent à leurs clients un bon accueil, servent de façon permanente et à boire et à manger, disposent d'un personnel féminin jeune et étoffé. En somme, il apparaît que l'Ivoirien va au **maquis** pour reconstituer la famille idéale, rechercher la vie villageoise, la vie communautaire à travers l'alcool. « **Allons au village** » qui est la dénomination de certains **maquis** à Abidjan, semble en être la parfaite illustration.

3.4. Facteurs socioculturels

3.4.1. Poids de coutumes et traditions

Dans certains milieux, notamment en milieu baoulé, l'enfant, dès son jeune âge, est initié progressivement aux techniques d'extraction des vins de palmiers et à la dégustation. À la longue, cet enfant, qui se contentait de

[1] Op. cit.

goûter à ces vins, s'en ingérera quotidiennement une quantité impressionnante. C'est de cette façon que des patients du centre de la Croix-Bleue ont connu l'alcool. Le jeûne imposé par le veuvage et la viduité est une épreuve pénible et de longue haleine. Pour le supporter, les intéressés ont la faculté de consommer de la boisson alcoolique. Aussi consomment-ils de préférence les vins de palmiers ou le vin rouge. Cette pratique est dommageable parce que ces boissons sont consommées à jeun. Il y a des veufs et des veuves qui consomment dans ces conditions, un litre de vin rouge voire davantage par jour et ce, pendant la durée du jeûne, soit une année agraire.

3.4.2. Mariage, naissance et divorce

Le mariage, la naissance et le divorce sont des phénomènes sociaux importants. Ainsi, des jeunes affirment avoir bu pour la première fois de l'éthanol à l'occasion de la venue au monde d'un enfant, de la datation de nom ou de la rupture des liens matrimoniaux. Si les fiançailles s'entretiennent avec quelques bouteilles de boissons alcoolisées, le mariage, la naissance, le baptême et la datation de nom sont des occasions d'absorber force victuailles et de se livrer à des libations. La réussite de ces événements se mesure à la quantité de boissons alcooliques bues. Le divorce, contrairement au mariage et à la naissance, n'a pas toujours été une occasion de joie et de réjouissance collective et populaire. Toutefois, il donne fréquemment lieu à l'éthylisation. La réconciliation après séparation de corps ou la répudiation, passe toujours par l'alcool. Quand le divorce est consommé, la compensation matrimoniale est restituée par la partie qui a tort ou qui est à l'initiative du divorce. Jusqu'à nos jours encore, les vins de palmiers et le **dolo** sont des éléments indispensables de la compensation matrimoniale même s'ils sont de plus en plus complétés par d'autres boissons alcooliques notamment la bière, le vin, les liqueurs.

3.4.3. Cérémonies d'initiation et fêtes périodiques

En Côte d'Ivoire, les cérémonies d'initiation varient d'une aire socioculturelle à une autre, aussi bien dans leur forme que dans leur contenu. Elles ont cependant pour fonction essentielle la socialisation. Qu'il s'agisse du « **dipri** », du « **poro** », des circoncisions et des excisions, des fêtes de classes d'âge et de générations. Les fêtes périodiques sont nombreuses : fêtes des ignames en pays Kwa, sortie de masques en pays wê… À travers ces différentes manifestations, les intéressés se réconcilient avec leur cosmogonie, implorent le pardon de Dieu, de leurs ancêtres, afin de sauvegarder l'équilibre social. Ce sont des occasions de grand rassemblement et l'assemblée réunie à cet effet est promise à des libations.

3.3.4. Assemblées judiciaires

Les conflits, on le sait, sont inhérents à la vie sociale ; tout comme la délinquance et le crime. Aussi est-on amené à réunir en cas de nécessité, des assemblées judiciaires familiales, claniques ou cantonales. Au terme des délibérations, tandis que « la partie gagnante » achète symboliquement de la boisson en guise de remerciement à l'assemblée pour justice rendue, la « partie perdante » en achète davantage pour réparer le préjudice causé et rétablir la cohésion sociale.

3.4.4. Funérailles

Les funérailles sont des phénomènes universels. Leur forme et leur contenu varient selon les sociétés, les cultures, les religions. De façon générale, la religion musulmane rend les cérémonies funéraires à leur plus simple expression ; de même, certaines religions telles que Christianisme Céleste, Papa Nouveau, Assemblée de Dieu. Dans les autres milieux socioculturels et religieux, les funérailles prennent de plus en plus l'allure de cérémonies grandioses. Chez le Baoulé, le « **fêwa** », qui désigne les trois premiers décès d'enfants du père et/ou de la mère, ne donnait droit à aucune cérémonie funéraire de peur de provoquer la mort d'autres enfants ou d'autres membres de la famille. L'importance des cérémonies funéraires dépendait de la cause du décès et du statut social du défunt : une personne foudroyée, qui se noie, meurt dans un incendie, se suicide quelles que soient la nature et la cause du suicide ou une femme qui meurt en couches, n'avait pas droit à d'importantes funérailles ; de même une personne sans enfant, reconnue sorcière, paresseuse ou invalide.

Aujourd'hui, il semble que toutes ces considérations ne soient plus strictement respectées. Tout cas de décès et tout défunt font désormais l'objet de funérailles, aussi bien en milieu urbain que rural. Les associations de ressortissants de village qui se créent dans les centres urbains notamment à Abidjan, ont entre autres objectifs l'organisation de funérailles : levée de corps, veillées, transfert de corps, inhumation. Cette organisation nécessite d'importantes dépenses. Aussi est-ce sans hésitation que l'on se cotise. L'Ivoirien est prêt à s'acquitter de sa cotisation, à se rendre aux veillées, à accompagner le corps, à assister à l'enterrement, même les jours ouvrables. Mais il est tout à fait indolent et moins pressant, quand il s'agit de lever une cotisation pour venir en aide à un parent malade. Cela montre certes jusqu'à quel point l'Ivoirien attache de l'importance aux morts qui, selon Comte, font partie de l'humanité et pèsent d'un poids lourd sur la conscience des vivants. Cependant, si certains Ivoiriens sont si disposés à se sacrifier aux funérailles, c'est moins pour honorer le défunt et soutenir la famille éplorée, que de se livrer à une véritable beuverie (on parle même de « tonnerre » dans certains cas). La durée et le succès des funérailles sont fonction de la quantité de boissons ingurgitées. Les funérailles sont à l'heure actuelle, des occasions de rendez-vous des alcooliques, à en juger par l'exode important de personnes vers le lieu de funérailles, d'un quartier à un autre, de la ville vers la campagne et vice versa.

3.5. Alcoolisation en milieu scolaire et universitaire

L'habitude contractée dans l'entourage familial peut être poursuivie en milieu scolaire, comme celui-ci peut servir de cadre d'initiation à l'alcoolisation. Dans tous les cas, l'école cesse de plus en plus de jouer son rôle d'éducateur-relais de la famille. Des enseignants, eux-mêmes souvent jeunes, dispensent leur cours, quand ils le peuvent encore, dans un état d'ivresse manifeste. Il est aussi fréquent de constater que des élèves, soit entre eux, soit en compagnie de leur « **Prof :** diminutif de professeur », devisent à l'ombre de bouteilles d'alcool, avant le cours, entre deux cours ou après le cours, et, quelquefois, dans un **maquis** attenant à l'institution scolaire. La bière, semble-t-il, est l'apanage des élèves. Des gérantes de **maquis** s'interdisent la vente de la bière pour éviter, selon elles, que les « **jeunes viennent semer la pagaille et faire le boucan dans leur maquis** ». D'autres, dont les **maquis** sont situés à proximité des établissements scolaires, soutiennent que ce sont les élèves qui les font marcher, aussi privilégient-elles la vente de cette boisson. Pendant les vacances scolaires, les soirées dansantes se multiplient. Au cours de celles-ci, l'imagination est fertile, car il faut s'attendre à des panachages les plus inimaginables : du café noir au

koutoukou, du vin rouge au pétrole lampant, etc. Il faut en tout cas se « **pinter** » être « **daïe** », «**poué** », afin de tenir jusqu'à l'aube. Ainsi de jeunes élèves se livrent-ils de 21 heures à 6 heures à une véritable « débauche alcoolique ». De façon générale, les élèves boivent pour faire comme les autres, pour passer le temps, pour faire face aux difficultés scolaires, pour parler sans honte, parce que l'alcool rend viril, pour diverses autres raisons : publicité, coût abordable des boissons alcoolisées, parce que l'alcool existe, pour le plaisir…

Au total, l'alcoolisation en milieu scolaire est une réalité indéniable. Il s'agirait avant tout d'une alcoolisation rituelle d'intégration à la société. La majorité des jeunes du milieu scolaire qui ont goûté à l'alcool, l'ont fait avant l'âge de 14 ans. À l'exception des élèves musulmans encore sous l'autorité parentale qui sont abstinents ou se déclarent comme tels, plus de la moitié de ceux qui ont goûté à l'alcool, l'ont fait soit par curiosité soit sous la pression du groupe. Il est évident qu'il s'agit de ceux qui se souviennent encore qu'ils ont déjà goûté à l'alcool, car il y en a qui ne peuvent plus s'en souvenir dans la mesure où ils ont été victimes d'une sorte d'alcoolisation passive qui se confond quelquefois avec la période de l'allaitement maternel. Puis, s'installe l'habitude. Outre les soirées dansantes organisées pendant les congés scolaires et les fêtes, les rendez-vous dans les cafés, dans les **maquis**, les réunions entre amis et copains ont lieu à chaque interclasse ou à la fin des cours. En général, les élèves boivent par snobisme, mais aussi parce qu'ils sont désoeuvrés et ont des difficultés de se projeter dans l'avenir. En effet, les élèves de certains établissements scolaires privés sont livrés à eux-mêmes à longueur de journée à partir d'une période donnée de l'année (notamment mars, avril, mai), parce que les enseignants n'étant plus régulièrement payés n'assurent presque plus les cours. Aussi, voyant leur avenir de plus en plus compromis, ces élèves sont-ils de plus en plus angoissés et soucieux. L'alcoolisation en milieu scolaire serait alors la traduction moderne du classique conflit de générations ou plutôt d'une « crise de génération ». Il serait l'emblème de la révolte pour certains, le canal d'expression pour d'autres. Il est à signaler que si pendant les vacances, certains élèves se livrent à des « petits métiers » (cirage de chaussures, surveillance de voitures…) pour aider leurs parents à faire face aux frais de leur scolarité, d'autres, en revanche, se font embaucher dans un **maquis** ou se rendent dans leur village pour extraire et vendre les vins de palmiers, quand d'autres encore fabriquent le **koutoukou**.

Au niveau universitaire, il s'agit d'un alcoolisme toxicomaniaque, « alcool défonce » utilisé comme drogue à part entière, soit comme initiateur et précurseur à des « drogues plus dures », soit comme complément à l'action de ces drogues, soit enfin comme ultime recours pour certains désintoxiqués. Les étudiants boivent surtout pour faire face à des responsabilités familiales et aux difficultés universitaires, pour pouvoir veiller et tenir l'intelligence en éveil. L'alcool, disent-ils, permet d'accomplir des performances intellectuelles. Ils appuient leur thèse en citant des hommes célèbres qui de père en fils, se sont succédé ou un parent qui a toujours fait preuve d'une haute sagesse et d'un raisonnement rigoureux au cours des assemblées judiciaires, alors qu'il ne s'est jamais séparé de l'alcool. Les troubles de mémoire, les folies, dus à l'alcool, ne sont que de pures coïncidences.

3.6. Alcoolisation en entreprise

Entendue comme un problème de communication et de relations sociales, l'alcoolo-dépendance prend également ses sources dans les relations de travail en entreprise. En effet, dès lors que dans un milieu de travail, l'employeur ne suit pas de bonnes pratiques en matière de gestion, n'adopte pas des pratiques d'emploi équitables, n'organise pas le travail à la satisfaction de tous et ne s'attache pas en permanence à ce que le milieu de travail ne soit pas la source d'une fatigue nerveuse, physique ou mentale excessive, de mauvaises conditions d'hygiène, ce milieu-là, est potentiellement alcoologène ; il donnera cours à l'arbitraire, à la discrimination, à l'écrasement hiérarchique, à l'absence de relations humaines, à l'impossibilité de s'individualiser et au manque de promotion. Bien souvent, les difficultés de promotion d'anciens employés face à des jeunes plus instruits dont ils avaient l'encadrement technique et pratique sont à l'origine de l'alcoolisme de certains travailleurs subalternes. La situation de ce cadre d'une grosse entreprise, patient du centre de la Croix-Bleue, est révélatrice de la mauvaise gestion des ressources humaines dans ladite entreprise. Envoyé en stage de formation pour occuper un poste de responsabilité qu'on lui a promis, il n'a pas pu accéder à ce poste à son retour ; c'est une connaissance du « patron » qui, en définitive, l'a occupé, alors qu'il n'avait pas la formation requise. Les situations dans lesquelles des travailleurs, pour une raison ou pour une autre, ne peuvent pas accéder à un poste dont ils ont la formation requise sont légion en ce moment en Côte d'Ivoire.

3.7. Alcoolisation en milieu rural

Au nombre des statistiques du centre de la Croix-Bleue figurent des agriculteurs et des paysans. Ceux-ci constituaient plus de la moitié des pensionnaires à l'ouverture du centre de 1973 à 1980. On peut donc parler d'un certain alcoolisme en milieu rural. Et c'est là que les préjugés selon lesquels l'alcool désaltère et donne des forces revêtent toute leur importance dans la mesure où les travaux agricoles exigent un tonus musculaire important. Et pourtant, Apfelbaum et Vigny[1] ont prouvé que : « **L'alcool ne peut être utilisé pour le travail musculaire à cause de son pouvoir anesthésique. Il supprime la sensation de fatigue, ce qui avait fait penser qu'il était un élément de choix pour le travailleur de force. C'est une illusion, il masque seulement la fatigue** ». Par ailleurs, il faut noter la part importante que prennent les citadins dans le phénomène d'alcoolisme dans ce milieu. Certains d'entre ceux-ci, en se rendant dans leur village, comme un « bataclan », s'approvisionnent en bouteilles de liqueur pour des raisons souvent inavouées. Habitués généralement à consommer de la boisson traditionnelle à faible teneur en alcool, des paysans prennent régulièrement des « tournées matinales » avant de partir pour les champs. Il y en a qui accompagnent les repas de ces boissons. D'autres encore boivent sec le Pastis ou le Ricard. Soulignons enfin que le **koutoukou**, fabriqué généralement en campagne, fait l'objet d'une consommation régulière avant, pendant et après les travaux champêtres. En outre, l'avenir de plus en plus incertain du paysan, mais surtout celui de ses enfants scolarisés, l'angoisse au plus haut point. Aussi recherche-t-il toutes occasions de boire.

Un phénomène tout à fait nouveau fait son apparition en milieu rural dans le grand centre de la Côte d'Ivoire : c'est la présence très remarquée de femmes d'un certain âge (au-delà de 50 ans) pendant les veillées funèbres. Ce phénomène s'explique en partie par l'important exode interrégional d'hommes valides vers les zones de forêt à la recherche d'un « mieux-être ». Ces femmes, au cours des veillées, estiment que les vins de palmiers, la bière, le vin

---

[1] Cités par S. Fainzang (1994) Ethnologie des anciens alcooliques, p. 57.

rouge sont fades. Alors, pour « tenir le coup », c'est-à-dire chanter et danser sans discontinuer jusqu'à l'aube, elles réclament « haut et fort » du **koutoukou** à qui de droit. Celui-ci, après analyse, se rend très vite compte qu'il est avantageux d'investir dans ce breuvage. Voici le témoignage d'un informateur : « **J'ai perdu ma grande sœur et en partant à ses funérailles je me suis permis d'encombrer ma voiture de casiers de bière et de vins. Finalement j'ai dû échanger deux casiers de vins seulement avec quarante litres de koutoukou et la veillée fut un succès total. Je suis revenu à Abidjan avec une bonne partie de la boisson. Je crois que c'est ce contrat gagnant-gagnant qu'il faut désormais conclure avec les gens du village et puis tu es sauvé** ». En définitive, c'est dans les vapeurs de ce breuvage que ces femmes animent les funérailles.

3.8. Facteurs liés à l'anomie

Au sens de Durkheim[1], l'anomie décrit une situation sociale caractérisée par une désintégration des normes qui règlent la conduite des hommes et assurent l'ordre social ; il s'agit d'une situation sociale marquée par la perte ou l'effacement de certaines valeurs (morales, religieuses, civiques…). Durkheim utilise également ce terme pour désigner l'état des sociétés ou des groupes à l'intérieur d'une société qui souffrent du chaos dû à l'absence de règles communément admises implicitement ou explicitement de bonne conduite ou, pire, due au règne de règles promouvant l'isolation plutôt que la coopération. Pour Merton[2], l'anomie est une dissociation entre les objectifs culturels et l'accès de certaines couches aux moyens nécessaires. Elle résulte du fait qu'une société

---

[1] E. Durheim (1986) Le suicide, Paris, P.U.F.

[2] R. K.Merton (1949) Social Theory and Social Structure, Glencoe, Thefree Press.

peut proposer à ses membres certaines fins ou modèles de réussite sans leur donner les moyens de les réaliser. Comme conséquence, on note un affaiblissement de la relation existante entre le moyen et le but. Il convient de relever le distinguo entre l'anomie et l'anarchie. Celle-ci renvoie étymologiquement à l'absence de commandement et désigne stricto sensu, une organisation sociale et politique sans autorité coercitive, tandis que l'anomie se réfère à l'absence de règles, de structure et d'organisation.

Les termes qui reviennent souvent dans les propos des Ivoiriens dénotent du caractère anomique de la société tant au sens durkheimien que mertonien. Qu'il s'agisse d'injustice dans la répartition des biens, dans l'accès à des emplois, de laxisme, de népotisme, d'égoïsme, d'arbitraire, de corruption, de racket, de libertinage, d'incivisme, de crise économique, sociale, spirituelle, morale et de confiance. La criminalité est reliée ici, à la faiblesse ou à l'absence de contrôle exercé par la société sur ses membres. En outre, on observe, de plus en plus, dans la société ivoirienne, que ce qui était anormal devient normal et vice versa, et que les activités humaines sont entrées dans un désordre avec elles-mêmes. Par exemple, on cherche à se libérer de toutes règles, de tout interdit, de toute convention comportant des contraintes. Et c'est dans ce sens que Freund a parlé d'anarchie conflictoïde des valeurs. Face à ces réalités, des Ivoiriens sont déçus, voire découragés ; ils ne se sentent plus en sécurité. Pour eux, si la « paix physique » existe, celle du cœur et celle de l'esprit sont précaires. Aussi des interlocuteurs affirment-ils consommer de l'alcool pour « supporter » ces réalités. Il y en a qui abusent de l'alcool quand bien même ils en connaissent les effets délétères. L'anomie n'est pas un épiphénomène : elle est à la fois cause d'alcoolisation et d'alcoolisme. L'alcoolisme anomique touche toutes les couches sociales ; il n'est pas forcément dû ni à l'ignorance ni à la publicité pro-alcoolique ; celles-ci le renforcent ou le maintiennent tout simplement.

3.9. Facteurs liés à la violence

Nous vivons de plus en plus dans une société empreinte de violences : violences verbales, physiques, symboliques, politiques, institutionnelles, économiques. Des termes comme Monsieur, Madame, sont de moins en moins usités, au profit d'autres termes, synonymes de violence verbale comme : « **le vieux** », « **vieux-père ou vié-père**», « **vieux-môgô** », « **vieille-mère** ». L'usage de « **Tonton** », de « **Tantie** », parfois utilisé comme un euphémisme, devient exceptionnel. Dans le secteur du transport où semblent régner la violence des mots et l'usage des mots de la violence, le nombre incalculable de coups de points ou de coudes donnés quotidiennement dans les véhicules de transport en commun appelés généralement « **gbaka** », enveloppés dans un concert ininterrompu de voix stridentes, témoigne de la violence symbolique et physique des apprentis ou convoyeurs de ces engins. Ces nombreux coups se justifient par le fait qu'ils servent aussi de canal de communication entre le conducteur ou le patron et son ou ses apprenti(s). Selon les situations, ils peuvent signifier arrêt brusque et embarquement illico de passager, montée ou descente de passager. Il faut en tout cas se mettre dans l'univers vestimentaire et, surtout, argotique des acteurs de ce milieu pour se faire entendre et comprendre facilement : « **ça gbra** » veut dire descendre ; « **kabakaba** » veut dire monte vite ; « **togo »** et « **plon** » veulent dire 100f ; « **gbèssè** » veut dire 500F ; c'est « **gbé** » veut dire c'est plein, c'est chargé. Ce sont autant d'éléments du vocabulaire en usage dans ce milieu auxquels il faut s'habituer au risque de se marginaliser, autrement, de rester incompris. Par ailleurs, les rencontres, joutes et meetings politiques sont souvent marqués par la violence verbale, parfois physique. L'alcool, de par son effet désinhibiteur et excitant, permet d'évoluer dans ces différents milieux. Il est consommé seul ou en association avec d'autres produits comme le cannabis, le café noir ou les amphétamines. Enfin, l'on peut parler d'une certaine violence symbolique, institutionnelle et structurelle à l'égard des personnes handicapées physiques, quand on sait que l'espace est organisé sans tenir compte de celles dont la mobilité est réduite. Bref, la société, on peut le dire sans exagération, est violentogène.

La causalité de l'alcoolisation et de l'alcoolo-dépendance, ainsi que ci-dessus exposée, n'est pas linéaire. C'est par conjonction de facteurs favorisants, déclenchants ou précipitants pour les uns, de maintien ou de renforcement pour les autres qui ne sont jamais identiques pour deux individus que l'on devient alcoolo-dépendant. Il faut considérer d'une part l'individu avec sa vulnérabilité personnalisée, d'autre part, les risques partagés entre les membres d'une société d'une époque à l'autre. Ces différents facteurs vont interférer les uns sur les autres, s'entrecroiser, se majorer, se renforcer pour aboutir à l'alcoolo-dépendance. Quelles en sont les conséquences dans notre société actuelle ?

4.
CONSÉQUENCES DE L'ALCOOLO-DEPENDANCE

Avant d'en venir aux conséquences proprement dites de l'alcoolo-dépendance, examinons le trajet de l'alcool dans l'organisme. Celui-ci peut pénétrer dans l'organisme de trois façons: les vapeurs d'alcools pénétrant dans les poumons provoquent des intoxications bénignes. L'injection de l'éthanol dans les vaisseaux sanguins aboutit à la mort par coagulation des albumines du sang. La voie orale est la principale voie de pénétration de l'éthanol. Absorbé par la bouche, il descend dans l'œsophage et arrive à l'estomac. Si celui-ci est vide, il n'y reste pas et continue son trajet. S'il contient des aliments, il séjourne un moment. Une petite quantité sera alors retenue par la paroi stomacale et absorbée au niveau du duodénum et du jéjunum. De la voie intestinale il passe dans les voies sanguines. Plus l'alcool est concentré, plus le passage dans le sang est rapide. Empruntant la veine porte, il arrive au foie (pas de stockage) où une partie est dégradée. Il traverse le foie, gagne le cœur (oreillette droite) par la veine sus-hépatique et la veine cave inférieure ; puis du ventricule droit, il va être ensuite conduit aux poumons par l'artère pulmonaire. À l'occasion de ce passage, une petite quantité se retrouve dans l'air expiré et peut être identifiée par l'alcootest. Les veines pulmonaires le ramènent au cœur (oreillette gauche), puis du ventricule gauche, empruntant l'aorte, il est distribué à tout l'organisme. Les ondées sanguines successives au rythme des pulsations le répartissent à tous les organes : cerveau, muscles, glandes, reins, etc., et au foie, ramené en permanence par l'artère hépatique. Connaissant la très grande affinité de l'alcool avec l'eau dans laquelle il se mélange de façon homogène en toutes proportions, les tissus s'en imprègnent plus ou moins selon la quantité d'eau des espaces intra et extracellulaires et selon leur pouvoir de métabolisation de l'alcool. Les os, la moelle, les tissus graisseux sont très peu imprégnés. Le foie et les reins qui brûlent l'alcool en contiennent peu, alors que le cerveau qui ne le brûle pas en contient beaucoup. Quinze minutes après absorption, la salive contient un pourcentage optimal d'alcool. Celui-ci passe également dans le lait maternel. Il traverse la barrière placentaire. On le retrouve une heure après dans la spermatogenèse et dans l'ovaire.

Il faut dire que l'alcool se distingue de tous les aliments et des autres boissons non alcoolisées par deux propriétés : il est presque le seul à traverser la paroi gastrique ; il apparaît donc très vite dans le sang (surtout lorsque l'estomac est vide). Il est, comme le glucose, absorbé sans subir de transformation et sans limites de quantité (sauf vomissements). Le seul moyen de défense du milieu intérieur consiste à éliminer l'alcool ou à le transformer en substances dépourvues de toxicité.

4.1. Conséquences physiques

En Côte d'Ivoire, on peut le dire, il n'est pas de produits, même pas les drogues dites illicites, contrairement à une opinion largement répandue dont la consommation soit liée à autant de problèmes physiques et psychiques que les boissons alcoolisées. Cependant, les problèmes liés à l'alcool ne sont pas aussi facilement chiffrables qu'il y paraît. Dans les pays scandinaves et anglo-saxons, par exemple, on a tendance à choisir comme indice de l'alcoolisme, le nombre des arrestations pour ivresse sur la voie publique ; un comportement qui, en Côte d'Ivoire, ne constitue pas forcément une infraction. De même, on ne peut pas attribuer l'augmentation apparente de l'alcoolisme chez les femmes uniquement à une consommation d'alcool croissante ; elle doit être aussi liée à l'augmentation des possibilités de traitement et surtout à un changement d'attitude de la société qui rend plus visible l'alcoolisme féminin. Ce ne sont pas toujours les mêmes conséquences d'une consommation d'alcool inadéquate ou excessive qui sont mises en avant. On tient de plus en plus compte des accidents dus à l'alcool, notre société devenant plus complexe et technicisée, est plus vulnérable aux effets de la consommation d'alcool. En outre la recherche médicale, en mettant en évidence les embryopathies alcooliques, elles sont mieux connues. Il faut reconnaître qu'à habitudes de boire identiques, une partie seulement des consommateurs présentent une image clinique donnée. C'est pourquoi il se trouve que les relations établies par les statistiques ne coïncident pas toujours avec l'expérience quotidienne. Il est par exemple incontestable qu'une consommation abusive et prolongée d'alcool peut provoquer une cirrhose du foie. En même temps, force est de reconnaître que certaines cirrhoses du foie affectent des personnes n'ayant jamais bu une seule goutte d'alcool. Ces difficultés ne doivent pas cependant nous faire perdre de vue ces quelques alcoolopathies. Il faut savoir que l'alcool, introduit dans l'organisme, entre en contact avec tous les organes et détermine au niveau de chacun d'eux une inflammation. Celle-ci, selon la nature de l'organe, de l'alcool, la vulnérabilité de l'individu, le mode et la durée de consommation, sera plus ou moins précoce et irréversible, et pourrait à terme, faire courir des risques au consommateur.

4.1.1. Ivresses

De toutes les substances de nature à provoquer l'ivresse chez l'homme, celle de l'alcool est la plus ancienne, la plus connue et la plus répandue. Autrement, à côté de l'ivresse alcoolique, il existe l'ivresse tabagique, cocaïnique, morphinique, thébaïque, cannabique, etc. L'ivresse alcoolique peut se définir comme l'ensemble des manifestations comportementales ou subjectives déterminées par une intoxication alcoolique aiguë. L'ivresse, premier effet de l'alcoolisation, se produit lorsque l'alcool se porte sur les centres corticaux qui sont le siège de la vie volontaire : il s'en suit alors une sorte de relâchement et de déséquilibre dus à un dysfonctionnement du cerveau. L'ivresse alcoolique peut différer selon les alcools (alcool éthylique ou alcools supérieurs) et les individus. Elle prend certains caractères particuliers quand les alcools tiennent en solution des essences végétales toxiques (absinthe, anis). Dans tous les cas, elle s'aggrave à mesure que l'alcoolémie augmente. Grosso modo, il existe deux sortes d'ivresses : les ivresses atypiques ou pathologiques et l'ivresse banale ou normale.

Ivresses atypiques

Les ivresses atypiques, aiguës, compliquées ou pathologiques ont, en commun, une phase d'excitation plus violente et de longue durée et l'obnubilation de la conscience plus brutale et plus profonde que dans l'ivresse normale. Elles se terminent par un coma et comportent une amnésie au sortir de celui-ci. Les troubles de la conscience deviennent une véritable confusion depuis l'état excito-moteur jusqu'au syndrome confuso-onirique. Elles surviennent généralement chez des personnes comitiales, psychiatriques, les traumatisés crâniens. L'on peut les classer en quatre sous-groupes.

-L'ivresse excito-motrice : elle est caractérisée par le déchaînement brutal d'une agressivité aussi imprévue que redoutable. Il s'agit là d'un véritable raptus, précédé parfois d'une courte phase d'angoisse, et entraînant une fureur aveugle ; cette rage s'aggrave de toute tentative de conciliation ou d'apaisement. La crise s'achève dans un état de torpeur et de prostration voisin du coma. Cette forme est également appelée ivresse épileptoïde.

-L'ivresse hallucinatoire : elle est caractérisée par des hallucinations terrifiantes, essentiellement auditives et visuelles qui l'accompagnent. Le sujet entend des voix lui donnant des ordres. Il se trouve plongé dans des scènes dramatiques, intimement liées à la réalité et à la profession. Cela peut entraîner des réactions de fuite insensée, de meurtre impulsif ou de suicide.

-L'ivresse crépusculaire : le comportement du sujet n'a plus aucun rapport avec le milieu. Le malade agit comme un somnambule ; il a un comportement incompréhensible comme s'il était coupé du monde extérieur pour se retrouver dans un monde irréel, fantastique où il voit et même entend des poursuivants et des persécuteurs. D'où les impulsions motrices furieuses et incontrôlables avec libération violente des tendances complexuelles. Cet état crépusculaire donne fréquemment lieu à des réactions antisociales.

-L'ivresse délirante : elle est essentiellement à mécanisme imaginatif et interprétatif, même si des hallucinations l'enrichissent et l'étayent. Cette ivresse donne lieu à un état confuso-onirique. La désorganisation de la conscience est très profonde et le sujet, perdu dans son milieu, l'est aussi en lui-même. Il y a désorganisation, perte de toute cohérence psychique, et l'agitation motrice devient extrême, car elle est accentuée ici par une multiplicité d'hallucinations visuelles plus ou moins fugaces (ombres, têtes, apparitions...). Cet état s'accompagne en tout cas d'amnésie lacunaire et très souvent d'amnésie totale avec parfois des fugues. Le sujet souffre de délires de persécution, de jalousie sexuelle, de fabulation et d'auto-accusation. Il peut aller se dénoncer alors qu'il n'a rien fait.

-On doit ajouter à ces quatre sous-groupes celui de l'enfant notamment de moins de 14 ans, chez qui l'ivresse accidentelle prend le plus souvent l'allure d'un coma brutal et profond, avec des conséquences neurologiques graves dues surtout à l'hypoglycémie. Chez l'enfant au-dessous de 5 ans, la dose létale d'éthanol est d'environ 5 g/kg de poids corporel, soit la moitié de celle de l'adulte.

Ces ivresses, parfois confondues avec le Delirium Tremens, se différencient par une absence de signes généraux graves, une alcoolémie très élevée et une ingestion massive d'alcool. L'étude des différents stades de l'ivresse peut se décomposer en deux ordres de phénomènes : d'une part, une activité désinhibitrice de l'alcool sur les instincts qu'il libère dans l'ordre en partant des plus superficiels pour aller vers les plus archaïques. D'autre part, une activité déstructurante de l'alcool sur la conscience, qui va de la simple perte de l'autocritique et du contrôle de soi jusqu'à l'extinction totale dans le coma. Toutes les formes d'ivresses se terminent fréquemment par un état saburral des voies digestives mieux connues sous le terme de « gueule de bois » et qui survient une dizaine d'heures après l'arrêt des libations, donc en général le lendemain au réveil.

Ivresse banale

L'ivresse banale est provoquée par une absorption d'alcool dépassant les capacités de tolérance du sujet. De façon générale, elle se manifeste d'abord par une excitation intellectuelle, verbale, gestuelle, de la gaieté, de la logorrhée, de l'agitation, de la loquacité, puis à mesure que l'alcool est ingéré en plus grande quantité, apparaissent l'irritabilité, la colère, la violence, l'incoordination de plus en plus marquée, jusqu'à ce qu'enfin le sujet perde conscience et tombe dans un état comateux. On dit qu'il est ivre-mort. Elle peut durer au maximum une journée, le temps pour l'organisme de se débarrasser de l'alcool absorbé. Elle se caractérise par une perte progressive de la maîtrise de soi tout en révélant la personnalité du consommateur. Un proverbe oriental décrit le comportement de l'homme ivre en le comparant successivement à un paon, parce qu'il est glorieux, fier, fort vaniteux ; à un singe, parce qu'il est grimaçant, à un lion, parce qu'il est furieux ; à un agneau, parce qu'il est doux ou à un cochon, parce qu'il est sale et dégoûtant.

La personne ivre, comme le décrit Fainzang,[1] est entre nature et culture. Elle a un comportement plus proche de la nature (de l'animal) que de la culture (de l'homme). Elle est définie par sa violence, son agressivité, sa méchanceté, aussi bien à travers son regard que dans ses gestes. Cependant, il y a comme un dédoublement de la personnalité. Il y a deux personnes, il y a deux êtres en un seul. L'homme, transformé par l'alcool, est en quelque sorte un être en négatif, dont les aspects sont inversés. Quand il boit, ce n'est plus du tout le même homme. L'euphorie de l'alcool le rend ou violent ou mou. L'homme ivre est généralement défini par sa conjointe à travers son comportement, et tout particulièrement à travers sa violence : « **il a failli me tuer avec un couteau, il a voulu m'étrangler…** », et elle ne voit que cet aspect. La colère dans laquelle se trouve le buveur lorsqu'il est en manque est comparée à un enfant à qui on a enlevé ses jouets. L'accent est également mis sur la léthargie et la passivité de l'alcoolique : il est physiquement diminué, « **on n'a pas le cœur à faire l'amour avec lui »**, discours d'une femme d'alcoolique. L'assimilation au règne animal se double d'une assimilation au règne végétal, à travers laquelle se lit l'infériorisation de l'alcoolique. C'est tout particulièrement le cas lorsque le conjoint met en cause le « laisser-aller » de sa femme : elle ne fait plus à manger,

---

[1] S. Fainzang, op. cit. p. 64.

plus le ménage, plus rien de ce qu'elle aurait dû faire, même au lit, elle est passive. Ces indices de comportement révèlent que l'alcoolique est, ici encore, celui qui a perdu les caractères de l'humanité. Les caractères de l'alcoolique sont vus comme le résultat d'une inversion de celui qu'il avait naturellement avant. On retrouve l'idée de perte qui est cette fois, la perte de sa nature véritable. L'ensemble des traits qui caractérisent l'addicté l'assimile : soit à un autre âge, biologique et social (le monde de l'enfance ou le monde de la vieillesse), le devenir-vieux ou le devenir-enfant ; soit à un autre règne (au monde de l'animalité ou au monde végétal). Si l'homme ivre est plus volontiers identifié à l'animal à travers sa férocité et la femme ivre, de préférence associée à la vie végétale à travers sa passivité, cette assimilation aux mondes animal et végétal, signe, dans tous les cas, l'état de déshumanisation, autrement dit de mort à l'état humain, des sujets alcooliques ; une sorte de mort sociale des alcooliques.

Les effets cliniques de l'ivresse sont importants à connaître pour pouvoir apprécier dans quelle mesure, par exemple, un sujet alcoolisé est capable encore d'un contrôle de soi, qui suppose une conservation de la liberté à l'égard de l'alcool. C'est une des différences fondamentales entre l'alcoolique et l'alcoolisé qui peut s'arrêter de boire complètement pendant plusieurs jours ou davantage s'il le faut. L'action directe de l'alcool découle de deux de ses propriétés :

-l'alcool est un narcotique qui donne une première phase d'excitation psychomotrice, puis une phase de dépression ; il provoque l'engourdissement intellectuel, la résolution musculaire et l'affaiblissement de la sensibilité.

-l'alcool est un dépresseur du système nerveux central qui agit de façon progressive en amenant :

.Une diminution des facultés intellectuelles : perte de la critique objective, troubles de l'attention, de la concentration, de la mémoire. Finalement on constate une « déconnexion » des centres d'éveil qui peut aboutir au sommeil alcoolique ;

.Une atteinte des centres végétatifs avec action élective sur le centre vaso-moteur. Il s'agit d'atteinte perceptible par le sujet lui-même qui garde un contrôle de soi suffisant pour permettre la conservation de l'adaptation aux circonstances. En effet, tant que son taux d'alcoolémie n'atteint pas 0,2 g, le consommateur ne présente généralement aucun trouble. Au-delà, on entre progressivement dans l'ivresse dont l'intensité des symptômes est fonction de la quantité absorbée et de la tolérance individuelle.

On distingue six phases.

-phase initiale : dès que le taux d'alcoolémie atteint 0, 3 g, des épreuves de laboratoire peuvent déceler une altération des aptitudes les plus fines.

-À 0, 5 g, phase d'euphorie : le sujet ne possède plus toutes ses capacités. Même si le taux d'alcoolémie reste inférieur à 1 g, le sujet n'a plus de bons réflexes, d'où un allongement du temps de réaction impliquant le choix entre plusieurs mouvements. Son acuité visuelle diminue et il n'apprécie plus correctement les distances et les vitesses ; l'aptitude au travail faiblit. Et pourtant le sujet se croit plus fort, plus « en forme ». Il est dans un état de contentement de lui-même qui le conduit à surestimer ses capacités, à les croire supérieures à leur niveau habituel, alors que c'est le contraire qui est vrai. Conducteur d'une voiture, il fera preuve d'une audace incontrôlée : vitesse exagérée, dépassement dangereux, franchissement de lignes continues, etc. Cette phase est aussi appelée phase d'euphorie optimiste, car la personne est trop sure et convaincue de ce qu'elle fait et, en outre, elle est encore en pleine possession de ses capacités physiques.

-De 1 à 2 g, phase d'excitation : il y a essentiellement perte de contrôle des facultés supérieures et libération des tendances instinctives : les perturbations psychiques s'aggravent, le jugement critique et l'adaptation au réel sont altérés ; le sujet passe de la gaieté à la tristesse. Il peut développer une agressivité susceptible de le conduire au meurtre, ou de céder à des pulsions sexuelles, au point de commettre viol ou inceste, car à ce stade, faut-il le rappeler, il « aime » toutes les femmes (qu'il s'agisse de sa mère, sa grand-mère, sa fille, sa sœur, sa belle soeur, sa belle mère…) elles sont toutes belles à ses yeux. Par ailleurs, certaines personnes, mal intentionnées, recherchent ce niveau d'ivresse pour se lancer dans des paris stupides, relever un défi, commettre un meurtre, un délit, un crime. Bref, elles boivent pour se « donner du courage », c'est-à-dire, pour affaiblir dans leur esprit la menace de la loi ou la difficulté à accomplir un forfait. Extérieurement le comportement varie beaucoup d'un sujet à l'autre : pour un même taux d'alcoolémie, l'un sera agité et son élocution sera rapide et confuse, un autre s'endormira, tel autre enfin ne présentera aucun signe visible de ses perturbations internes, d'où l'utilité du dosage des examens biologiques.

-À 2 g, phase d'incoordination et de dépression : ici commence l'ataxie (incoordination des mouvements) due à une atteinte du système nerveux central ; la démarche est titubante, avec des chutes répétées. La confusion mentale s'installe et le langage devient incohérent avec répétition des mêmes mots (logorrhée). L'ivrogne confond les personnes, le temps et les choses, interpelle les objets inanimés. La libération des pulsions instinctives se poursuit, mais avec plus de difficultés à les réaliser. Colère, puis dépression et anxiété aboutissent généralement à une torpeur progressive pouvant aller jusqu'à un lourd sommeil suivi d'un réveil avec nausée et maux de tête. C'est à ce stade que certains hommes se font flouer voire littéralement dépouiller. C'est à ce stade également que d'autres personnes conduisent en restant endormies au volant. C'est le cas de cet enquêté qui percute l'arrière d'une voiture. L'intéressé descend pour en venir aux nouvelles. Surpris de voir que celui qui devait être son interlocuteur ronflait à son volant, il n'a pas cru bon de perdre son temps : il démarra, le laissant à son sort sur le lieu de l'accident. À ce stade, on peut trouver enfin un dysfonctionnement végétatif qui peut se manifester par une tachypnée, une tachycardie, des troubles vasomoteurs du visage et des extrémités ; un syndrome ophtalmologique marqué par une mydriase bilatérale, une baisse de l'acuité visuelle, une diplopie. Piéton, s'apprêtant à traverser la route, il trouvera que la voiture qui arrive à toute vitesse semble se superposer sur elle-même, dandiner, être très loin, alors qu'elle est toute proche de lui. Il existe par ailleurs une atteinte sensitivo-sensorielle entraînant une certaine analgésie.

-Au-delà de 3 g, phase de coma : le sujet tombe dans le coma, autrement dit, il perd connaissance, il est ivre-mort et ne se souviendra plus de rien lorsqu'il se réveillera. Yacoub[1] signale un coma de 72 h avec une alcoolémie à 6,30 g. Il s'agit d'un coma profond sans signe de localisation neurologique, avec hypotonie, abolition des réflexes ostéo-tendineux et de la sensibilité. Les pupilles sont en mydriase. L'hyperthermie est considérable avec chute de la température centrale de 5 à 6 degrés. La respiration est bruyante, avec encombrement des voies aériennes et hypoventilation alvéolaire. L'hypotension artérielle peut faire craindre un collapsus cardiovasculaire avec marbrures des extrémités. Le coma risque d'être mortel, faute de mesures immédiates de réanimation. C'est à ce niveau qu'il faut évoquer la situation de ce Kényan

[1] Cité par Barrucand op. cit., p. 140.

qui fut transporté à la morgue dans un coma éthylique. Réveillé plusieurs heures après au milieu des morts et, naturellement surpris de se retrouver à cet endroit, il réussit à s'échapper et se mit à courir nu, créant ainsi la débandade parmi les vigiles et tous les témoins de la scène à leur grand étonnement. Rattrapé, maîtrisé et revenu à lui, il prit la résolution de ne plus toucher à l'alcool.

-À 5 g, phase de paralysie : la mort survient par paralysie des centres respiratoires et cardiaques. C'est ce qui explique que chez des jeunes enfants, l'absorption consécutive de plusieurs litres d'alcool puisse entraîner la mort.

Nous venons de décrire les différentes phases de l'ivresse normale. Soulignons qu'elle peut se manifester selon deux modalités : soit l'ivresse visible ou manifeste, soit l'ivresse inapparente ou subjective. Les seuils indiqués pour ces phases résultent d'une moyenne d'observations. Ils ne doivent pas masquer les variations individuelles qui peuvent être très importantes, en particulier les effets de l'accoutumance n'ont pas encore été mesurés scientifiquement. Il faut cependant souligner que l'ivresse ne dépend pas seulement de la quantité d'alcool ingérée, mais aussi du poids du consommateur, de ses prédispositions, du genre d'alcool, du moment ou du mode d'absorption. Ainsi, un individu à jeun et exposé au froid sera plus rapidement ivre que s'il prenait la même quantité d'alcool après un repas. L'ivresse n'est pas l'alcoolisme, ses effets sont réversibles si le sujet cesse de boire. Il y a cependant l'ivresse du non alcoolique et celle de l'alcoolique, même s'il y a des alcooliques qui n'ont jamais connu l'ivresse. En tout cas, l'alcoolique est rarement ivre, « réajustant » en permanence son alcoolémie ; ainsi, il existe des alcooliques qui s'ignorent.

Que l'ivresse soit du fait de l'alcoolique ou du non-alcoolique, qu'elle soit invisible ou apparente, banale ou atypique, elle peut être à l'origine de bien d'avatars. Évoquons ces quelques cas de criminalité liés à des ivresses.

La criminalité est comprise comme l'ensemble des infractions criminelles commises dans une société donnée pendant une période définie. Celle liée à l'alcoolisation et à l'alcoolisme est qualifiée de criminalité inconnue, car il s'agit, de la plupart des cas, d'infractions réellement commises, mais qu'on n'arrive pas à chiffrer, à détecter, à cerner. Elle peut varier dans le temps et dans l'espace et se manifeste dans des homicides, coups et blessures, mauvais traitements à enfants, mauvaise gestion du budget familial, conflits conjugaux, délits sexuels, incendies, accidents domestiques et imprudences. En Côte d'Ivoire, aucune statistique en rapport avec ces faits n'est disponible. Mais qu'il suffise tout simplement de rapporter ces deux témoignages relatifs à des comportements sexuels pour nous rendre compte de ce que l'ivresse est une incubatrice de criminalité.

. C'est le cas de ce père de famille qui a perdu brutalement sa femme. Sa fille sentant quc son père souffrait terriblement de la disparition inattendue de sa mère, voulut le consoler à sa manière en le caressant. Le père transforma ces caresses « filiales » en caresses « conjugales » qui ont abouti à la grossesse de sa fille.

. Au cours d'une veillée funèbre, un jeune homme, certainement avec un taux d'alcoolémie compris entre 1 et 2 g, arriva à séduire une jeune fille. Au moment où il s'apprêta à passer à l'acte dans une maison inachevée, il fut rejoint par trois de ses camarades. Le quatrième à posséder à son tour la fille perçoit ses lamentations qui lui sont familières. Mais il se résolut à terminer ce qu'il a entrepris. C'est après qu'il se rendit compte qu'il venait d'avoir des relations sexuelles avec sa sœur de même sibling, c'est-à-dire de même père, même mère.

Par ailleurs des comportements de l'ivrogne, tels que ceux-ci, ne manquent pas dans notre champ visuel : exhibition des parties intimes, profération d'injures publiques, attentat à la pudeur, plaisanteries dépassant les limites des alliances. Toutes choses qui, dans les pays scandinaves notamment, considérées comme immorales donc infractionnelles, sont passibles de poursuites judiciaires. Mais en Côte d'Ivoire, elles font partie du décor quotidien. L'alcool, en agissant sur les zones du cerveau qui sont le siège de la discrimination, chez l'individu en état d'ivresse, la barrière qui, dans son esprit, sépare le bien du mal, le permis de l'interdit, subit un glissement, facilitant ainsi la commission de ces actes. À côté de cette criminalité inconnue, de la criminalité passive qui s'analyse dans les alcoolopathies, il y a la criminalité violente qui s'appréhende dans les rixes, vols, viols, braquages… dus à l'alcool. Le crime, au sens sociologique, étant tout écart à la norme, que celle-ci soit légale ou sociale ; nous saisissons mieux l'ampleur et l'urgence des crimes liés aux ivresses.

4.1.2. Système digestif

Les muqueuses du tube digestif (revêtement des organes ou tunique interne) sont les premières à subir les effets néfastes de l'alcool. Son ingestion répétée va provoquer une inflammation par irritation, caractérisée par la douleur, la rougeur, la chaleur. La douleur, signe apparemment le plus pénible de l'inflammation, n'est qu'un symptôme bénin par rapport aux risques encourus à plus long terme : apparition de cancers de la bouche, de la langue, de l'œsophage et du larynx, surtout en cas d'association de l'alcool avec le tabac. Les gastrites, fréquentes chez les alcooliques, sont dues non seulement à une irritation de la muqueuse de l'estomac, mais également à une carence vitaminique due à la malnutrition. Ces gastrites, qui se traduisent par un épaississement de la muqueuse de l'estomac avec de gros plis, peuvent dégénérer en ulcère ou en cancer, provoquer des hémorragies parfois graves qui peuvent en nécessiter l'ablation (gastrectomie). L'une des conséquences de l'irritation gastrique peut se présenter sous la forme d'une vomique blanchâtre, filante, qui a lieu le matin au réveil : c'est la pituite matinale. Certaines glandes annexes au tube digestif souffrent particulièrement lors de l'alcoolo-dépendance : ce sont le foie, le pancréas, les parotides.

Foie

Situé dans la partie droite de l'abdomen sous les dernières côtes avec un poids d'environ 1, 5 kg, de forme triangulaire et de couleur brun-rouge, le foie a pour entre autres fonctions principales :

-La sécrétion de la bile qui va digérer les graisses ;

-Un rôle antitoxique par épuration du sang ;

-L'élaboration de diverses substances coagulantes (prothrombine, fibrinogène), en vue de la formation du caillot sanguin qui va supprimer l'écoulement accidentel du sang. Par carence, l'alcoolo-dépendant risque de se trouver en situation de péril hémorragique ;

-La mise en réserve et la distribution, selon les besoins de l'organisme, de diverses substances (vitamines, ferments, sucres avec transformation en graisse et vice-versa…) ;

-La régulation de la circulation sanguine : après le cœur qui en est l'organe principalement responsable, le foie peut se comparer à une éponge qui, comme les vaisseaux sanguins, a la possibilité de se dilater en se gorgeant de sang ou, au contraire, de se contracter pour libérer du sang dans la circulation, selon les besoins de l'organisme.

L'ingestion chronique de l'éthanol va provoquer dans un premier temps une surcharge graisseuse du foie (stéatose) avec une augmentation de son volume (hépatomégalie) : (c'est le stade précirrhotique). Il y a ensuite escalade dans l'agression que l'alcool fait subir au foie, avec une destruction progressive des lobules hépatiques (unité fonctionnelle du foie) et remplacement de ceux-ci par du tissu cicatriciel (conjonctif) non fonctionnel. Petit à petit, le foie se sclérose, s'atrophie (cirrhose) et ne pourra plus remplir ses fonctions qui sont pourtant vitales. Le schéma évolutif général se résume ainsi : la stéatose, l'hépatite alcoolique, la cirrhose, le cancer du foie. Le pronostic, si la consommation de l'alcool persiste, est donc fatal à plus ou moins long terme ; le malade mourra d'une insuffisance hépatique, il fera un coma. Or, en général, l'alcoolique ne se rend pas compte de la détérioration de son foie parce qu'elle n'est pas accompagnée de douleur ; il a donc l'impression de pouvoir continuer à consommer de l'alcool sans danger. La défaillance du foie aboutit à l'ascite (accumulation de liquide dans l'abdomen). Le cirrhotique est souvent la proie d'affections secondaires très graves : phlébite, pneumonie, tuberculose, hémorragie. Ci-dessous : deux images présentant la nécrose et la cirrhose du foie.

Nécrose hépatocytaire

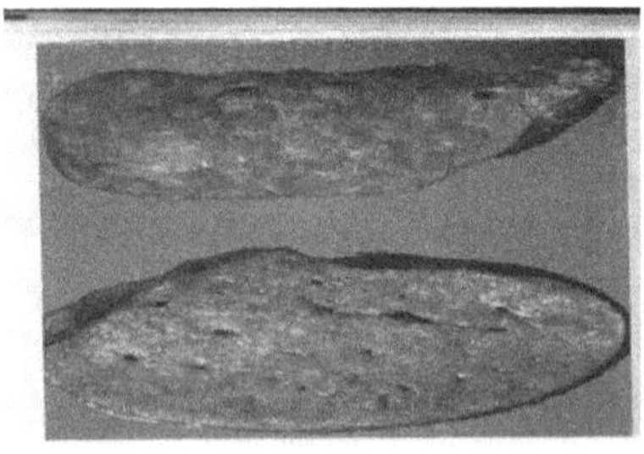

Cirrhose alcoolique

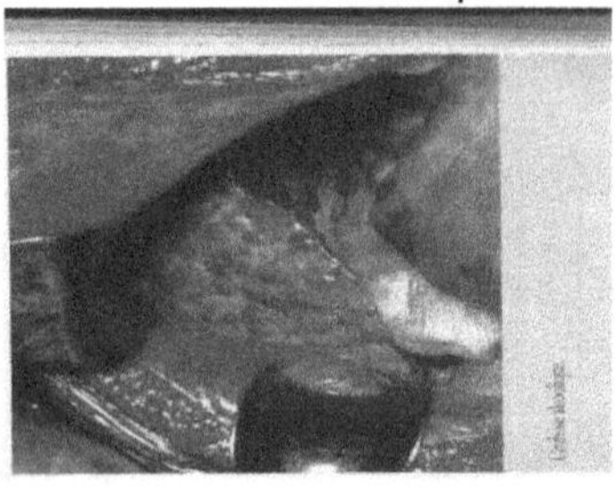

Source : F. Paille, pp. 43 et 45.
Du pancréas à la parotide

Le pancréas, glande située en arrière de l'estomac, a pour fonction d'élaborer deux hormones : le suc pancréatique déversé dans l'intestin grêle donc dans le tube digestif ; l'insuline, hormone déversée dans le circuit sanguin et indispensable à l'utilisation des sucres par les cellules de l'organisme. Le suc pancréatique contient entre autres substances l'amylase : une enzyme chargée de transformer chimiquement les sucres ingérés pour les rendre assimilables par l'organisme. Ces deux enzymes, rappelons-le, sont inactives à l'intérieur du pancréas ; elles ne deviennent actives qu'une fois sorties du pancréas et déversées dans le tube digestif. La consommation chronique d'alcool provoque des changements du chimisme qui rendent les enzymes actives à l'intérieur du pancréas. La conséquence est que le malade digère lui-même son pancréas. Ce qui se traduit par des douleurs atroces. La situation peut évoluer vers la nécrose pancréatique qu'il va falloir opérer. Les suites opératoires sont très souvent compliquées. Une telle détérioration du pancréas (pancréatite) ne peut plus lui permettre de remplir normalement ses fonctions et peut générer le diabète ; l'alcool est donc diabétogène. L'amylase est également sécrétée par les glandes salivaires, en particulier les parotides ; celles-ci devront compenser l'insuffisance pancréatique en sécrétant plus d'amylases entraînant une surcharge de travail qui va aboutir à une hypertrophie des parotides, puis une inflammation : la parotidite

Œsophage

L'alcool ingéré pénètre rapidement dans l'œsophage, il diminue le tonus du sphincter oesophagien inférieur situé au-dessus de l'estomac ; ce qui empêche l'acidité gastrique de remonter dans l'œsophage. C'est de cette façon que s'expliquent les lendemains désagréables des beuveries, dont la langue pâteuse et amère ou acide à cause du liquide nauséabond dans la bouche. Si le reflux devient important, il se produit des brûlures oesophagiennes. Si le phénomène devient encore plus important, il va y avoir des vomissements de sang (hématémèse). La cicatrisation des brûlures oesophagiennes peut se faire vers la sténose qui rend l'alimentation difficile et qu'il faut traiter par dilatation. Le gros buveur est presque toujours fumeur. De façon générale, 70% des buveurs fument, quand 30% des fumeurs boivent. L'association alcool et tabac entraîne une bonne proportion de cancer de l'œsophage qui peut en nécessiter l'ablation. Ceci nous rappelle la situation de cet enquêté qui déjeunait avec une bouteille de rhum mangoustan, et fumait deux paquets de cigarettes par jour. L'ablation de son œsophage compensé par un tuyau qui l'obligeait à s'alimenter autrement ne l'a pas maintenu, comme on pouvait s'y attendre, longtemps en vie.

Intestin

Si les effets de l'alcoolo-dépendance sur l'intestin sont mal connus, on note cependant une diminution de la hauteur des villosités qui entraînerait une malabsorption. Par ailleurs, l'intoxication alcoolique aiguë semble plus agressive, tant pour l'estomac que pour l'intestin, que la consommation chronique.

4.1.3 Système cardio-vasculaire

L'alcoolo-dépendance provoque des lésions qui s'étendent dans tout l'appareil cardio-vasculaire, depuis le cœur jusqu'au plus petit d'entre les vaisseaux : les capillaires.

Myocardose alcoolique

Lorsque la consommation d'alcool est associée à la consommation de tabac et au manque d'exercice physique fréquent chez les alcooliques, il se produit une surcharge graisseuse du cœur ainsi qu'une augmentation de son volume cardiaque : c'est la myocardose alcoolique (gros cœur des alcooliques). Il s'agit d'une dégénérescence du muscle cardiaque rencontrée le plus fréquemment chez les hommes d'environ 45 ans qui s'expliquent par :

-d'importantes quantités de liquide que le cœur doit faire circuler en particulier chez les buveurs de bière ;

-l'intoxication directe de l'alcool diminuant la contractilité des fibres musculaires (myofibrille) et augmentant la pression artérielle pulmonaire ;

-les carences en vitamines B1 provoquant une dilatation périphérique importante qui augmente le débit cardiaque (cœur béribérique alcoolique).

Ces altérations provoquent un essoufflement (dyspnée), une baisse de la pression artérielle (hypotension) et des palpitations avec accélération du rythme cardiaque (tachycardie).

Hypertension portale

Pour être épuré, le sang arrive au foie par la veine porte qui se subdivise en petits vaisseaux et dans laquelle il se produit une certaine pression. Lorsque le foie est infiltré de graisse (stéatose) ou sclérosé (cirrhose), ces petits vaisseaux de la veine porte vont se trouver comprimés par la graisse et les tissus conjonctifs résultant de la cicatrisation des cellules hépatiques détruites. Ce foie infiltré de graisse ou sclérosé va se comporter comme un barrage sur le flux sanguin de la veine porte. Comme le sang continue d'affluer, il s'en suit une trop grande pression dans la veine porte : c'est l'hypertension portale. Les veines oesophagiennes et péri-anales qui alimentent la veine porte vont se dilater, provoquant respectivement des varices oesophagiennes susceptibles de se rompre et d'entraîner la mort par hémorragie, et des hémorroïdes.

Les vaisseaux sanguins sont semi-perméables. Si la pression du sang est trop élevée (hypertension), la partie liquide de celui-ci (plasma) va traverser la paroi vasculaire et se répandre dans la cavité abdominale ; on parle alors d'ascite caractérisée par le gros ventre de la personne alcoolique qui contraste parfois avec sa maigreur générale. L'hypertension portale peut être corrigée chirurgicalement en « court-cicuitant » le foie malade. L'opération consiste à établir une circulation qui permet de contourner le foie ; on parle d'anastomose porto-cave (liaison sanguine directe entre la veine porte et la veine cave). Ainsi la pression du sang diminue dans la veine porte.

Péril hémorragique

Il convient de relever deux autres fonctions importantes du foie : la coagulation du sang et la circulation sanguine. Le foie utilise de la vitamine K pour fabriquer de la prothrombine et du fibrinogène, deux des seize facteurs nécessaires à la formation du caillot sanguin en cas d'hémorragie. Lorsque le foie est déficient, il n'est plus capable de synthétiser ces substances. À ce stade, la personne alcoolique est donc constamment en danger de mort par hémorragie : d'une part, l'hypertension portale peut être à l'origine de la rupture d'un vaisseau sanguin (par exemple une varice oesophagienne) ; d'autre part, vu le manque de prothrombine et de fibrinogène, l'hémorragie ainsi provoquée sera difficilement jugulable. Le faciès couperosé de l'alcoolo-dépendant est une manifestation de ce phénomène au niveau des vaisseaux capillaires.

4.1.4 Système nerveux

Le système nerveux comprend : le système central constitué par l'encéphale et la moelle épinière et le système périphérique comprenant les nerfs et les ganglions. Du point de vue physiologique, le système nerveux se divise en système nerveux de la vie de relation (S. cérébrospinal), et en système nerveux de la vie végétative (S. neuro-végétatif). La coordination et le bon fonctionnement de ces différents organes sont nécessaires pour assurer des fonctions aussi importantes que le jugement, la mémorisation, la sensibilité tactile, la motricité, l'équilibre, etc. Cette coordination et ce bon fonctionnement sont réalisés par l'influx nerveux qui parcourt le neurone dans le sens des dendrites :

Dendrites → Corps cellulaire → Axone.

Le passage d'un neurone à l'autre se fait grâce à une articulation appelée synapse (qui relie l'axone d'un premier neurone aux dendrites du second). L'influx chemine rapidement le long des fibres (100 mètres/seconde), mais le franchissement des synapses (selon le nombre) ralentit la conduction. Chaque fibre fonctionne pour elle-même, sans qu'il n'y ait jamais de mélange des différents influx. Le franchissement des synapses par l'influx permettant la liaison nécessite des substances chimiques : les neurotransmetteurs ou médiateurs chimiques. Par exemple : l'acétylcholine pour le système nerveux de la vie de relation, la noradrénaline pour le système nerveux végétatif. Localisés dans des centres ou des régions particulières, se trouvent d'autres neurotransmetteurs : sérotonine, dopamine, G.A.B.A... Lors d'alcoolisation, qu'il s'agisse d'ivresse ou d'alcoolo-dépendance, ces fonctions sont perturbées, provoquant rapidement des troubles nerveux pouvant aller jusqu'à la perte de connaissance et au coma qui peut parfois aboutir à la mort.

Détériorations ou encéphalopathies alcooliques carentielles

En cas d'alcoolo-dépendance apparaissent des carences en vitamines B1 et B6, entraînant des lésions dégénératives des cellules nerveuses, soit au niveau cérébral, soit au niveau périphérique.

.Au niveau périphérique

On parlera de polynévrite (inflammation de plusieurs nerfs). Cette affection qui atteint particulièrement les membres se caractérise par des tremblements et au niveau des membres inférieurs par des fourmillements, crampes, douleurs vives et lancinantes, puis paralysie et atrophie musculaire (diminution de la masse du muscle). Au niveau des yeux, il peut se produire des troubles de la vision (accommodation), une inflammation des nerfs optiques (névrite optique : difficulté de mouvoir les yeux).

Il s'agit d'une amblyopie (affaissement de la vue) progressive, bilatérale et asymétrique, avec scotomes centraux. La perte de la vue de façon périphérique peut conduire à une cécité nocturne. L'atteinte des champs visuels est plus tardive. Le fond d'œil est d'abord normal. Dans les formes sévères, la pupille est pâle. On peut noter par ailleurs une photophobie (éblouissement anormal à la lumière) qui peut évoluer progressivement vers l'aggravation, la confusion des couleurs proche du daltonisme (notamment couleurs rouge, orange, vert) et la cécité crépusculaire (héméralopie) voire définitive. L'association alcool-tabac joue un rôle prépondérant dans cette aggravation.

.Au niveau cérébral, l'atteinte des cellules nerveuses peut provoquer :

-L'encéphalopathie de Gayet Wernicke dont les troubles, d'installation progressive, se résument en une triade caractéristique, mais inconstante, associant : un état confusionnel (troubles de la vigilance, désorientation, apathie, indifférence ; une ophtalmoplégie (atteintes motrices oculaires) ; une ataxie (atteinte vestibulaire centrale).

-Le syndrome de Korsakoff, (1887) pouvant être isolé ou, le plus souvent, fait suite à une encéphalopathie de Gayet Wernicke, (1881) ; il associe : une amnésie antérograde, une désorientation temporo-spatiale, une fabulation, des fausses reconnaissances.

-La maladie de Marchiafava-Bignami qui associe : une dysarthrie, un tremblement, une hypertonie, une astasie-abasie, une incontinence.

Toujours au niveau cérébral, des cellules cérébrales (neurones) vont mourir et disparaître, provoquant un affaissement de l'écorce cérébrale (cortex) sur le parenchyme cérébral (matière cérébrale). Parallèlement, les méninges (enveloppes protectrices entourant le cerveau) vont s'épaissir ; il en résulte :

- L'atrophie cérébelleuse (cervelet) qui provoque : un syndrome cérébelleux essentiellement statique (position debout instable, marche difficile…) ; un syndrome cinétique (mouvement) moins important (membres supérieurs).

-L'atrophie cérébrale (démence alcoolique) caractérisée par une détérioration intellectuelle lentement progressive aboutissant à un syndrome démentiel complexe (signes frontaux avec troubles mnésiques de type Korsakoff). Histologiquement il existe : une atrophie corticale diffuse à prédominance frontale, une perte du poids cérébral de 30 à 70 grammes, une réduction du nombre de neurones, une dilatation du troisième ventricule et des ventricules latéraux, une atrophie du vermis.

-L'encéphalopathie hépatique (coma hépatique) qui est l'ensemble des manifestations neurologiques ou psychiques provoquées par une insuffisance hépatocellulaire grave, aiguë ou chronique. Elle est la conséquence de la destruction massive du foie (nécrose) et de son inhibition fonctionnelle par certaines drogues. Elle survient généralement chez le cirrhotique ou en cas d'hépatite aiguë grave. Elle évolue en quatre stades : troubles de la conscience et du comportement ; s'y ajoutent des troubles psychiques avec phases d'agitation et de somnolence, une hypertonie musculaire ; un coma léger ; un coma profond, calme, avec diminution des réflexes ostéo-tendineux (coma terminal).

-Un vieillissement du cerveau, en l'occurrence vieillissement précoce dû à l'alcool.

-Les poly-neuropathies : l'alcool est, avec le diabète, les principaux responsables des neuropathies sensitivomotrices chroniques périphériques.

-Epilepsie et alcool : il faut distinguer trois situations très différentes :

. Au cours d'une alcoolisation aiguë importante, une ivresse convulsivante peut survenir.

. La consommation d'alcool chez un épileptique peut révéler ou aggraver l'épilepsie.

. L'apparition de crises convulsives après un long délai d'alcoolisation peut être en rapport avec : des crises de sevrage en cas d'arrêt brutal de la consommation ; une épilepsie alcoolique, conséquence des lésions cérébrales induites par l'alcool après des années de consommation.

-Hématomes et accidents vasculaires cérébraux : ce sont des complications classiques de l'alcoolo-dépendance. Ils surviennent après une chute ou un autre traumatisme, même minime. Il y a lieu de faire donc attention aux ivresses dont les signes régressent mal, plus ou moins accompagnées de céphalées, de troubles de l'humeur ou de comportement. Le rôle de l'alcool dans la survenue d'un accident vasculaire cérébral est controversé (AVC) : à doses faibles et modérées, l'alcool diminuerait le risque d'infarctus cérébral, alors que ce risque serait majoré à fortes doses.

-Système nerveux autonome : l'alcoolisation aiguë provoque une vasodilatation périphérique avec retentissement sur le pouls et la tension artérielle. Le mésusage induit une modification de la sueur (visqueuse) et une hypertension artérielle.

-Anxiété et dépression : le maniement des antidépresseurs et des anxiolytiques fait aujourd'hui partie intégrante de la pratique quotidienne, notamment chez les alcooliques. Il convient en effet de souligner la fréquence de la liaison alcoolisme, dépression et suicide, ainsi que celle existant entre l'alcoolisme et certains troubles anxieux :

+ Les troubles de l'humeur : la survenue des épisodes dépressifs est difficile à apprécier. Le risque majeur des épisodes dépressifs est le suicide. La relation de causalité entre alcoolisme et dépression demeure mal définie. Toutefois l'on s'accorde sur le fait que, chez l'alcoolique, la dépression est le plus souvent secondaire à la consommation d'alcool. La dépression primaire, préexistante à l'alcoolisme et pouvant être à l'origine de celui-ci, est relativement rare. Il faut y ajouter les dépressions du sevrage, plus ou moins précoces.

+ Les troubles anxieux : comme pour la dépression, la prévalence des troubles anxieux chez les alcoolomanes, est difficile à établir. À côté de l'anxiété, on note les phobies, les agoraphobies, les troubles paniques. Là encore, il convient de distinguer l'anxiété primaire, susceptible de persister après sevrage qui est de loin la plus rare. Parmi ces troubles anxieux primaires, on retrouve surtout l'agoraphobie et la phobie sociale pour laquelle l'alcool peut servir d'automédication. Les troubles anxieux sont donc généralement secondaires. On peut alors observer la plupart des troubles anxieux : anxiété généralisée, trouble panique, trouble obsessionnel convulsif, phobie. Signalons la quasi-constante anxiété du syndrome de sevrage, calmée par la prise d'alcool.

4.1.5 Organes de reproduction et pilosité

Les organes de reproduction ne sont pas non plus épargnés. Dans une première phase, l'alcool libère de façon anarchique l'instinct sexuel et donne l'impression d'une hypersexualité. Mais avec le temps, il inhibe l'orgasme. L'homme alcoolique accuse l'asthénie sexuelle. Celle-ci aboutit souvent à l'impuissance sexuelle et à la stérilité. L'on peut noter chez l'alcoolo-dépendant une insuffisance rénale, une atrophie testiculaire, une diminution de la sécrétion du sperme, une insuffisance et un affaiblissement des spermatozoïdes, une oligospermie, une azoospermie. C'est également une observation courante que les gros buveurs sont « affligés » de gynécomasties avec présence d'oedèmes aux membres inférieurs. L'alcoolo-dépendante souffre de troubles d'ovulation pouvant déboucher sur l'aménorrhée ou la ménopause précoce. Chez l'homme comme chez la femme, l'on peut observer un teint bistre, des cheveux friables ou défrisés, un visage avachi, boursouflé, tuméfié, des lèvres rougies, notamment chez le consommateur de **koutoukou.**

4.1.6. Syndrome d'alcoolisme fœtal

Les manifestations du syndrome d'alcoolisme fœtal surviennent dès les premières semaines de la grossesse, souvent même avant que la femme se sache enceinte. Ce syndrome regroupe des troubles de la morphogénèse et du développement consécutifs aux effets de l'alcool ingéré par la mère durant la grossesse. On doit ajouter à cette embryofoetopathie les troubles de l'adaptation à la naissance et du développement postnatal. C'est en 1900 que Nicloux[1] démontre le passage de l'alcool de la mère à l'enfant. L'intoxication de l'alcool sur l'enfant à naître est difficile à établir, car il s'agit souvent d'une toxicomanie dissimulée et parce que les anomalies de l'enfant ne sont pas spécifiques. Toutefois, dans les cas où le syndrome d'alcoolisme fœtal est patent, il s'agit souvent d'une femme plus âgée que la moyenne et avec une fécondité plus grande, une morbidité obstétricale chargée, des antécédents d'avortement spontané, des accouchements prématurés ou des décès prénataux. La prise pondérale pendant la grossesse est faible, moins de 3 kg, parfois on constate même un amaigrissement. On note également chez cette femme, des antécédents éthyliques majeurs comme une cirrhose, une polynévrite, ou un delirium peut être trouvé. Une élévation de la gammaglutamyltransférase, une anémie peuvent être des indices d'alcoolisme. Le taux d'alcoolémie est élevé lors de la consultation prénatale. Des intoxications associées au tabac et aux stupéfiants ne sont pas rares. L'association de l'épilepsie et de l'éthylisme est également possible. Ces facteurs médicamenteux ou toxiques peuvent augmenter les risques d'hypotrophie ou de malformation. On peut noter :

-Une dysmorphie crânio-faciale qui se traduit par une microcéphalie : le périmètre crânien est inférieur à la moyenne de plus de 2 déviations standard, soit, pour un enfant à terme, moins de 32 cm. Le front peut être bombé et hirsute ; les fentes palpébrales sont petites avec possibilité d'un ptosis des paupières et d'un épicanthus, microphtalmie et strabisme sont fréquents. Le nez est court en trompette, base du nez effondré, la lèvre supérieure convexe, fine avec des commissures tombantes, l'arc de Cupidon n'est pas dessiné. Les oreilles sont mal ourlées et d'implantation anormale, le menton en retrait.

[1] Cité par Barrucand, op. cit. p. 196.

Une fente palatine est possible. En résumé, il s'agit d'une asymétrie faciale avec aplatissement de l'étage moyen de la face donnant à l'enfant un faciès comique.

-Malformations associées : elles peuvent être cardiaques, rénales, génitales (hypoplasie vaginale), diaphragmatiques (hernies), nerveuses (spina bifida), anomalies des membres (luxation de hanche, hypoplasie des doigts, ankylose du coude). Des angiomes tubéreux cutanés sont signalés et on note des anomalies de la structure du placenta.

-Adaptation néonatale : les conditions de naissance sont plus souvent perturbées avec score d'Apgar en moyenne plus bas. La relation psychologique avec la mère serait perturbée d'emblée bien que la plupart des mères alcooliques soient attachées à leur enfant. L'induction des enzymes hépatiques par l'alcool fait que l'hyperbilirubinémie néonatale n'apparaît pas, par contre l'hypocalcémie serait plus fréquente. Un syndrome d'abstinence (dit de sevrage) peut débuter 6 à 12 heures après la naissance. Il est fait d'agitation, de trémulations, d'irritabilité, d'hypertonie musculaire, de tachypnée. Des convulsions ou des équivalents, tels que des apnées, peuvent survenir. Des vomissements et un météorisme abdominal gênent l'alimentation. L'électroencéphalogramme peut être soit pauvre ou irritatif, soit normal. À ce propos, l'histoire d'un nouveau-né mort une dizaine d'heures après sa naissance d'un syndrome de sevrage est plusieurs fois rapportée ; alors qu'il aurait suffi d'ajouter un peu d'alcool à son biberon pour préserver cette vie en attendant de procéder à un véritable sevrage.

-Anomalies du développement postnatal : une croissance médiocre se signale d'emblée par une prise pondérale gravement insuffisante. Ultérieurement, l'enfant reste hypotrophique. Le développement affectif, psychomoteur et intellectuel est lui aussi insuffisant. Le quotient de développement moyen est de 0,66. Ces déficits sont plus marqués en présence d'une microcéphalie ou d'une malformation. Il est difficile de faire la part de l'influence d'un environnement social défavorable, et de l'intoxication anténatale. Ces enfants sont plus souvent exposés au risque de mort subite ; certaines pouvant faire suspecter une négligence, voire des sévices de la part de la mère ou de l'entourage.

-Physiopathologie : À la naissance, les taux d'alcoolémie de la mère et de l'enfant sont comparables. L'activité de l'alcool déshydrogénase hépatique est détectable dans le foie fœtal humain dès le 2è mois de la vie intra-utérine, mais celle-ci n'atteint à la naissance qu'un quart de celle de l'adulte (pour une masse hépatocytaire équivalente). Chez la femme, les observations échographiques ont montré que l'absorption d'alcool peut interrompre les mouvements de « respiration fœtale ». Le rôle tératogène de l'alcool est démontré : une consommation régulière de 6 verres de boissons alcoolisées ou plus par jour provoqucrait un syndrome d'alcoolisme fœtal une fois sur deux. L'étude histologique de cerveaux d'enfants de mère alcoolique montre des désordres architectoniques au niveau du cortex. Le rôle de la malnutrition protido-calorique souvent associée à l'alcoolisme est discuté. Celle-ci peut être cause d'hypotrophie, mais n'induit pas de malformation. Les carences vitaminiques en acides foliques ou en vitamine A ont été évoquées. Le traitement ne peut être que préventif. À noter qu'une mère alcoolique peut donner naissance à un enfant normal si elle parvient à se soustraire à l'intoxication durant la grossesse. En résumé, le syndrome se caractérise par un retard de croissance, un déficit intellectuel et de coordination, puis des anomalies morphologiques de la face ainsi que des membres et du cœur.

4.1.7. Delirium Tremens

Le delirium tremens ou le « délire tremblant » propre aux alcooliques est un terme créé par Sutton en 1813, adopté en France en 1819 et reconnu par l'Académie en 1878.[1] Il traduit le signal tardif d'un état de décompensation psycho-métabolique où le trait dominant est une anxiété morbide, existant depuis longtemps et combattu jusqu'alors par l'ingestion d'alcool. Outre l'anxiété morbide, l'atteinte somato-métabolique est constante, le pouvoir oxydo-réducteur du foie est fortement inhibé, des produits intermédiaires du métabolisme de l'alcool, hautement toxiques, vont perturber tous les systèmes enzymatiques ; le coma hépatique peut survenir. Les circonstances traumatisantes majeures sont nombreuses : traumatisme crânien, anesthésie générale, hémorragies digestives, pancréatites subaiguës ou chroniques en phase de décompensation.

La phase prodromique est faite de l'aggravation des signes neurologiques de l'alcoolisme chronique : tremblements, troubles du sommeil, cauchemars, agitation, anxiété. On trouve parfois à ce stade une dysarthrie, une incoordination motrice et des troubles de l'équilibre. Le malade est souvent simplement agité, inquiet, redoutant l'obscurité, ne tenant plus en place, effectuant obstinément le même geste. En possession d'un objet tranchant, il peut s'automutiler. La période d'état comporte trois ordres de signes :

-Les signes généraux se présentent sous forme d'une hyperthermie allant facilement de 38° à 41°, puis s'effondrant à 36, 5° ou même 35, 5° dans les évolutions comateuses.

[1] M. Chatelain-Courtois, op. cit., p. 119.

-Au niveau des signes cardio-vasculaires, il faut noter une tachycardie, des troubles de rythme cardiaque, des sudations très abondantes avec dipsophobie (refus de boire de l'eau) qui est le résultat d'un trouble aigu du métabolisme cellulaire. La langue est desséchée, les signes de déshydratation ne manquent pas. Puis, dans une deuxième phase, la soif devient croissante et les sueurs diminuent pour se transformer en sueurs visqueuses.

-Les signes neuropsychiques : il s'agit d'un délire confuso-onirique, c'est-à-dire de l'association d'un état confusionnel et d'un syndrome onirique avec hallucinations visuelles sous forme de zoopsies (vision hallucinatoire d'animaux), de cauchemars professionnels plus rarement d'hallucinations auditives, olfactives ou gustatives. Le malade est extrêmement agité, se défend contre des ennemis imaginaires, attaque, cherche à se protéger d'un ennemi qui le cerne sans fin, parle, crie, appelle au secours, gesticule ; et si le personnel s'approche du patient, il est rapidement intégré au délire, accusé de malveillance, injurié. Le malade déploie une énorme force, brise des objets qu'il prend pour des adversaires, voit son angoisse fortement augmentée par l'obscurité. Enfin il existe, associé, un énorme tremblement, même des trémulations musculaires, une forte dysarthrie, une parole pâteuse, des mouvements de mâchonnement, de succion, d'agrippement, un déséquilibre de la station debout et une incoordination motrice manifeste.

Le syndrome biologique de ces états neuropsychiques aigus est : acidose permanente, déshydratation importante, traces d'albumine dans les urines, présence en abondance de sels biliaires, souvent présence d'acétone. L'examen du fond d'œil montre un flou papillaire qui révèle l'œdème cérébral. Les complications de ces états neuropsychiques aigus sont, en dehors des formes mortelles, un collapsus cardio-vasculaire ; une insuffisance hépatique aiguë avec coma hépatique ; des complications digestives brutales sous forme d'hématémèses, d'hémorragies intestinales, de perforations digestives ; des traumatismes crâniens avec hématomes ; une tumeur cérébrale. Les séquelles sont des atteintes psychiques sous forme d'idées fixes post-oniriques qui peuvent être le point de départ de délires chroniques secondaires, d'un affaiblissement intellectuel qui pourra conduire à la démence alcoolique avec atrophie cérébrale. On peut enfin noter d'autres complications comme une méningite digestive aiguë, une anurie, des troubles de la déglutition.

Si un rapport entre la consommation d'alcool et certains problèmes physiques et psychiques est relativement facile à faire, c'est beaucoup plus difficile pour ce qui est des conséquences familiales et sociales du mésusage de l'alcool. Celles-ci ne sont en général recensées que lorsqu'il s'agit d'infraction aux lois. Mais le fait que l'alcoolo-dépendant ne puisse plus répondre aux attentes de son entourage sur les plans familial, conjugal, social et professionnel, est d'une grande importance, même si on ne peut le mesurer statistiquement. Un comportement agressif, le fait de négliger par exemple son rôle de parent ou de conjoint, les absentéismes ou même les retards au travail, les accidents de travail et de la circulation, la détérioration des relations entre l'alcoolique et les non-alcooliques, ont une grande influence sur la qualité de la vie familiale et sociale.

4.2. Conséquences au niveau de la famille

4.2.1 Sur le plan financier

Les dépenses qui sont directement liées aux consommations fréquentes d'alcool deviennent rapidement très élevées pour l'alcoolique. Mensuellement dans certains cas, on pourrait les chiffrer quelquefois jusqu'à concurrence de la moitié de son salaire. Un tel comportement justifie en partie la demande de soins par les femmes d'un nombre non négligeable de patients du centre de la Croix-Bleue. Car ce qui paraît pernicieux, c'est que les dépenses se font souvent au détriment des besoins familiaux essentiels comme le logement, la nourriture, le vêtement, l'éducation des enfants. Et même si l'on passait rapidement sur les sommes directement affectées aux consommations d'alcool, il reste d'autres problèmes qui sont indirectement en rapport avec l'alcoolo-dépendance comme l'absence de planification budgétaire, les emprunts, les endettements et les transactions financières douteuses. Quand l'alcoolomane actif décide de conclure une affaire, il ne cherche pas à consulter, ses calculs sont plus ou moins réalistes ou il se laisse exploiter à son insu. Il convient d'évoquer la situation de cet alcoolique qui, après avoir donné son aval pour un crédit bancaire d'un montant de 5 000 000 (cinq millions de francs CFA) à une simple connaissance dans un **maquis**, est obligé de payer les échéances pendant cinq ans, pendant que l'intéressé a pris la poudre d'escampette. Sa femme surprise est partie du foyer en lui abandonnant les enfants. Notre patient n'a eu d'autre solution que de sombrer davantage encore dans l'alcoolisme et dans la solitude.

Nous n'oublions pas de mentionner l'argent que l'alcoolique perd fréquemment par inadvertance ou la monnaie qu'il oublie sur les lieux du boire et les situations de victimisation : l'alcool a un effet victimogène. Sous l'effet de l'alcool, une personne peut être vulnérable et, par conséquent, plus exposée à être victime de certains délits. Les théories anthropologiques ont démontré l'influence de l'aspect extérieur de la personne sur son comportement délictueux, notamment le vol, le viol, les agressions. Les problèmes monétaires que rencontrent les alcooliques sont constants, car comme le dit Morenon :[1] « **Autant ceux-ci sont attentifs à disposer en permanence de leur objet d'addiction, autant ils ne sont pas en mesure de préserver réellement, dans le circuit monétaire, les moyens de se le procurer ; les motivations monétaires des alcooliques sont perturbées** ». L'alcoolo-dépendance est donc un facteur appauvrissant ; l'alcoolique peut passer d'une classe sociale aisée à une classe sociale inférieure, ne consommer désormais que des boissons alcoolisées de ce milieu et adopter son univers argotique et vestimentaire. Elle peut être en amont comme en aval de la pauvreté. Il existe, on peut le dire, « un alcoolisme du pauvre ».

4.2.2 Sur le plan des rapports conjugaux

L'époux alcoolique, compte tenu de son asthénie ou de son impuissance sexuelle, développe une jalousie morbide et interprète tous les saluts de sa femme dans la rue. La « jalousie alcoolique » est bien connue dans nos milieux. L'épouse alcoolique, quant à elle, est prédisposée à sombrer dans la prostitution avec tout ce que cela comporte d'inconvénients : maladies sexuellement transmissibles, enfant non désiré ou adultérin. « **La femme alcoolique, c'est terrible, parce qu'elle devient le jouet des hommes comme un rien**», nous confiait une enquêtée. La femme alcoolo-dépendante est encline à croire que l'alcool augmente la fréquence et la variété de ses activités sexuelles et améliore son plaisir sexuel. Les scènes de ménage liées au manque d'harmonie sexuelle qui découlent de la situation d'un couple d'alcoolo-dépendants sont nombreuses et les plus grands perdants sont assurément les enfants, qu'ils soient victimes ou témoins de ces scènes.

---

[1] J. Morenon, M. Morenon (2000) L'alcoolique et l'argent. « Alcoologie » et Addictologie », 22(22), p. 151.

4.2.3. Sur le plan des rapports intrafamiliaux et de l'éducation des enfants

Le père alcoolomane devient finalement un tyran : il est vantard, querelleur, agitateur, ne veut pas être contredit ; se fâche et réagit violemment pour des choses insignifiantes. Les changements d'humeur sont incontrôlables. Il abandonne progressivement la « culotte » au profit de sa femme sobre généralement dominatrice ; c'est elle qui a souvent la vocation de chef de famille que l'alcoolisme de son époux favorise et justifie. La perversité de celui-ci est dans ce cas nécessaire pour renforcer sa position sociale. Il peut perdre l'estime de sa femme et de ses enfants (qui peuvent commettre un parricide) et ne plus vouloir subvenir à leurs besoins alors qu'il en a les moyens. C'est en tout cas ce qu'un de nos enquêtés nous a confié en ces termes : « **L'amour de l'alcool, l'amour à boire a pris chez moi le pas sur l'amour conjugal** ». L'on comprend pourquoi certains « adeptes de Bacchus » s'absentent de façon imprévue et prolongée de leur foyer surtout les fins de mois et jours fériés. Les témoignages de femmes de patients du centre de la Croix-Bleue dans ce sens sont légion : « **Quand c'est la fin du mois comme ça-là, je ne vois pas mon mari jusqu'en… ça peut durer deux jours, trois jours comme ça** ».

La mère alcoolique présente des troubles de la personnalité qui se traduisent en conduite d'échec, d'évasion ou de dérivation. On retrouve souvent chez la femme, des pulsions suicidaires. L'agressivité qu'elle retourne contre elle-même, elle l'entreprend pour s'infliger une souffrance et pour se venger des autres. C'est la famille, le conjoint qu'elle tient pour responsables de cet état de choses. Elle nourrit à l'encontre de son mari, une haine féroce et les tentatives de ce dernier pour contrôler l'éthylisme de son épouse échouent toujours.

C'est souvent qu'on entend dire : « **Personne ne s'occupe de moi** ».

Dans une famille où l'alcool est roi, on peut noter dans certains cas, une certaine affection : l'alcoolique « aime » ses enfants. Il boit alors pour ne pas voir souffrir ses enfants du fait de son incapacité à pourvoir à leurs besoins essentiels ; c'est un alcoolisme altruiste opposable aux alcoolismes égoïste et anomique. Mais, dans la majorité des cas, les enfants souffrent d'une carence affectivo-éducative ; l'histoire du couple étant conflictuelle, dysharmonique, le dialogue totalement absent. La baisse du sens moral, les spectacles de discordes provoquent la dévaluation des images parentales et la non-intégration des structures éthiques. Les troubles mentaux, les disputes, les actes de violence constituent des traumatismes graves également générateurs de perturbations dans l'évolution de la personnalité des enfants et des troubles du comportement. Il n'est pas rare enfin que les enfants soient les victimes directes de leurs parents alcooliques (attentats sexuels, mauvais traitements comme indiqués plus haut).

Les incidences budgétaires dues à la mauvaise gestion, aux absentéismes, aux mises à pied voire aux licenciements privent les enfants du minimum socio-vital. Notons aussi les carences nutritionnelles relatives aux mauvais régimes alimentaires auxquels les enfants sont soumis. Il en résulte une propension à la délinquance et à l'alcoolisme : l'alcoolisme d'imitation que traduit bien l'aphorisme tels parents tels enfants ; le « cercle est bel et bien bouclé » ; l'alcoolisme gagne tous les membres de la famille, celle-ci est entrée dans la bouteille, si elle n'est pas tout simplement disloquée (séparation de corps, divorce, décès).

4.3. Conséquences au niveau professionnel

Les statistiques sont rares dans ce domaine. En effet, dans de nombreux pays, il n'existe pas d'obligation légale de faire des dépistages systématiques par un dosage d'alcoolémie, même dans les métiers les plus exposés. En Côte d'Ivoire, la CNPS (Caisse Nationale de Prévoyance Sociale) ne dispose d'aucune donnée relative aux accidents de travail dus à l'ivresse ou à l'alcoolisme. Les déclarations d'accidents ne portent jamais la mention ivresse ou alcoolisme comme cause, même si manifestement c'est le cas. Car le faisant, l'employeur se condamne vis-à-vis de la législation du travail en vigueur, étant donné qu'elle interdit tout travail en état d'ivresse et toute consommation d'alcool sur le lieu de travail. Aussi se contente-t-il de ne mentionner que le siège et la nature des lésions. Et pourtant les risques encourus par les personnes en état d'ivresse et les alcooliques sont grands, qu'il s'agisse d'accidents du travail directs ou indirects, c'est-à-dire les accidents de trajet, ceux occasionnés lors des missions ou par des troubles psychologiques liés à l'alcoolisme ou à une poly-toxicomanie. De plus, les dangers auxquels s'expose l'alcoolique accidenté en fait de durée et de coût d'hospitalisation sont considérables. Selon une étude réalisée dans un service de traumatologie en France en 1999[1], la durée d'hospitalisation et le coût sont doublés par rapport aux non-alcooliques à pathologie égale. L'étude a révélé en outre que 50% des accidentés de travail étaient de gros buveurs et 91% des chutes étaient directement liées à la consommation excessive d'alcool. Toutefois, pour se faire une petite idée sur l'ampleur des accidents de travail, selon la CNPS, ce sont entre 6000 et 7000 accidents qui sont déclarés chaque année. Ce chiffre, naturellement, ne prend pas en compte les accidents survenus dans les entreprises non affiliées à la CNPS, ainsi

[1] G. Malignac, op. cit., p. 42.

que ceux qui ont lieu dans certains secteurs informel et agricole.

Au niveau du rendement au travail, quantifier l'impact de l'alcoolisme est encore plus difficile. On sait que depuis l'Antiquité, les traités d'économie domestique ou rurale ont toujours recommandé de donner du vin aux ouvriers pour améliorer leur rendement, et que les soldats de 14-18 étaient dopés à la gnole ou au pinard sous le prétexte fallacieux qu'ils donnent des forces, ou parce que les boire prouve qu'on est fort. Ce qu'il faut retenir dans notre contexte, c'est que si l'alcoolique a commencé à boire très jeune, il voudra terminer ses études ou même les arrêter pour entrer sur le marché de travail le plus tôt possible. Il attache peu d'importance au problème de l'orientation pourvu qu'il puisse se faire une place où il pourra se procurer les moyens d'acheter sa boisson. Il réussira peut-être à se trouver un travail de choix, mais il sera aussi enclin aux changements fréquents, aux déplacements multiples, aux cures « géographiques », aux pseudo-promotions, aux congés forcés. L'instabilité devient son mode d'adaptation sociale. Cet alcoolique dit primaire jouit d'une grande résistance pouvant consommer de grandes quantités d'alcool ; il explique ses échecs par des rationalisations, verbalise des reproches à l'endroit des patrons, exige des conditions spéciales de travail, offre des rendements irréguliers.

En revanche, beaucoup d'alcooliques secondaires ou invétérés peuvent réaliser des carrières admirables et manifester un dévouement peu ordinaire jusqu'au moment où l'assuétude s'établit chez eux. Le rendement devient alors aussi sporadique que dans le premier cas et les plus belles réussites peuvent être compromises. Quant aux chargés de commandement, ils ont la triste réputation d'affectionner les discussions oiseuses pseudo-académiques, pour masquer les erreurs professionnelles,

les écarts de comportement à l'égard de leurs « administrés » ou pour donner le change à leur vanité. En général, l'alcoolique exerce son métier ou sa profession avec une ardeur ou un zèle sporadique. L'alcool est cause de malfaçons, d'usure et de détérioration de matériel de travail parfois très onéreux surtout à l'heure de la haute technologie (internet, NTIC), détruit le goût du travail, la conscience professionnelle, affaiblit l'esprit d'initiative, diminue le sens des responsabilités. Le relâchement des forces musculaires est certainement l'une des causes de la baisse de productivité dans les champs, dans les fabriques. L'alcoolo-dépendance engendre des retards et même l'absentéisme du travail notamment le lendemain des fêtes. Sans oublier les répercussions d'un absentéisme prolongé sur le milieu professionnel d'un instituteur alcoolique, par exemple. N'oublions pas que le coût moyen du traitement d'un alcoolique d'une durée de 90 jours, comme ce fut le cas souvent au centre de la Croix-Bleue, était de cent mille 100 000 francs CFA.

4.4. Conséquences au niveau de la circulation routière

La conduite d'une automobile n'est pas une activité récréative ou de distraction. Elle place l'homme dans une situation où domine le présent. Il songe à la négociation d'un virage ou d'un tournant, à un stationnement dangereux, à un dos d'âne, à une partie dégradée de la voie, à la traversée imprudente d'un piéton ou d'un animal ; il ne pense qu'à ça. Ceci suppose concentration et vigilance qui sont deux choses qui soumettent le cerveau à une intense activité et à l'épuisement. Or l'alcool perturbe le pouvoir de concentration et diminue la vigilance. Ainsi la conduite d'un véhicule à moteur est-il risquée à partir d'une alcoolémie de 0,3 g par litre, imprudente à 0,5 g et illicite au-delà de 0,8 g. Malignac[1] résume les effets de l'imprégnation alcoolique sur le conducteur comme suit :

-Audace incontrôlée : l'un des premiers effets de l'absorption de boissons alcooliques sur l'organisme est l'état d'euphorie, d'où une tendance à surestimer ses capacités, alors qu'elles sont diminuées bien avant que l'ivresse soit atteinte ;

-Amoindrissement des qualités de perception visuelles, de vision crépusculaire après éblouissement ;

-Erreurs grossières d'évaluation des vitesses et des distances, perturbations des facultés de choix et de raisonnement, du pouvoir de concentration ;

-Diminution de la vigilance, l'alcool peut provoquer une fatigue intense pouvant aller jusqu'à l'assoupissement ;

-Brusquerie dans les mouvements : manque de nuances dans les appréciations de la situation et impossibilité d'anticiper les conséquences de ses décisions (freinage brutal et inconsidéré, coups de volant trop amples, manœuvre par à-coups de l'accélérateur) ;

Batelière[2] décrit les effets de la consommation de vin une heure après de la façon suivante :

-Consommation de 1 litre : 0,5 à 0,8 g, zone d'alarme, pas d'effet trop apparent, mais temps de réaction trop allongé, euphorie du conducteur ;

-Consommation de 1,5 litre : 0,8 g à 1,5 g, zone toxique, réflexes de plus en plus troublés, ivresse légère, conduite dangereuse ;

-Consommation de 2 litres : 1,5 g, zone toxique, attitude titubante, conduite très dangereuse ;

-Consommation de 3 litres : 3 à 5 g, zone toxique, ivresse profonde, conduite impossible ;

---

[1] G. Malignac, op. cit., p. 39.

[2] Cité par G. Malignac, p. 40.

-Consommation de plus de 3 litres : 5 g, zone mortelle, coma pouvant conduire à la mort.

Il est certain qu'à doses égales prises dans les mêmes conditions par des sujets bien portants, les réactions varient d'un conducteur à un autre. Il faut tenir compte de la tolérance du consommateur et de son expérience en matière de conduite. C'est souvent que l'on entend dire ; « **Je maîtrise mieux la direction de ma voiture quand je suis dans mon verre** ». Même presque ivres-morts, des conducteurs, au volant de leur véhicule, arrivent à bon port, (c'est l'exemple d'un enquêté qui, porté au volant de sa voiture par d'autres personnes qui l'aident à mettre le moteur en marche, arrive à rejoindre son domicile). À tel point qu'il s'avère difficile de déterminer avec précision le nombre d'accidents imputables à une alcoolémie supérieure au taux légal (0,8 g). Il faudrait connaître à la fois la répartition des alcoolémies des conducteurs pris au hasard et la répartition des alcoolémies des conducteurs responsables d'accidents. De telles répartitions ont été établies dans certains pays occidentaux. En outre, réduire la cause d'un accident à un facteur isolé implique un choix dont il conviendrait de fixer les critères. Si un usager dont la vitesse est excessive effectue un dépassement en chevauchant une ligne continue alors qu'il a une alcoolémie de 2 g, faut-il l'attribuer à l'alcool, à la vitesse ou à la manœuvre interdite ? Pour répondre à ces interrogations, le Français Claude Got,[1] après avoir utilisé les constatations faites par la gendarmerie sur les accidents mortels avec ceux établis par l'ONSER (Organisme National de Sécurité Routière), aboutit aux conclusions suivantes :

-Par rapport aux usagers dont l'alcoolémie est inférieure à 0,40 g, le risque de provoquer un accident mortel est multiplié par plus de 8 quand l'alcoolémie est

[1] Cité par G. Malignac op. cit., p. 41.

comprise entre 0,80 et 1,20 g, par plus de 40 quand l'alcoolémie est entre 1,20 et 2 g, par plus de 100 si elle dépasse 2 g.

-40 à 45% des conducteurs responsables d'accidents mortels dépassent le taux légal de 0,8g.

-Les cyclomotoristes, les piétons et les conducteurs de voitures particulières forment les catégories les plus fréquemment responsables d'accidents liés à l'alcool ; au contraire, les conducteurs des deux roues rapides et de poids lourds sont plus rarement en cause. Toutefois, les accidents provoqués par ces derniers sont plus dangereux.

Il est établi qu'un automobiliste ivre roulant à 80 km/heure sur une route bitumée, il lui faut pour s'arrêter plus que les 50 mètres de distance, moyenne d'arrêt nécessaire à un conducteur normal. Sous l'empire de l'alcool, toute notion de danger est écartée chez le conducteur qui, par suite, soutient mordicus que son jugement d'appréciation des distances n'est pas faussé. L'expérience classique réalisée à Manchester en Grande-Bretagne peut nous éclairer :[1] on a constitué trois groupes parmi les conducteurs d'autobus, tous professionnels n'ayant jamais été impliqués dans un accident :

-Le premier groupe ne consomme pas d'alcool ;

-Le deuxième groupe prit 46 g de whisky ;

-Le troisième groupe prit 138 g de whisky.

Chaque conducteur mis à l'épreuve au volant de son véhicule habituel devait passer entre deux grilles rapprochées ou éloignées à sa demande. On constata qu'à mesure que le taux d'alcoolémie augmentait, les conducteurs tentaient de passer dans un couloir de plus en plus étroit et, pour certains même, moins large que leur car. Ainsi, un conducteur était-il persuadé qu'il pouvait engager son bus large de 2,50 m dans un corridor large de 2,2O m et un autre dans un couloir de 1,95 m. L'euphorie

---

[1] G. Malignac, op. cit., p. 41.

optimiste est un effet caractéristique du conducteur ivre. Mais celui-ci ne s'aperçoit pas des effets qu'il subit ; au contraire il a tendance à croire que ses réflexes se sont améliorés et personne ne peut l'en dissuader. D'où les accidents de la circulation avec les répercussions sur l'économie familiale et nationale : dégâts matériels, lésions corporelles et quelquefois mortelles, frais d'assurance, de police et de tribunal, perte de temps et de gain pour le traitement, retrait du permis de conduire.

En Côte d'Ivoire, de 2007 à 2011, l'office de la sécurité routière a dénombré en moyenne par an 6500 accidents dont 435 tués, 4523 blessés graves et 8321 blessés légers. En 2012, il a soumis 1002 conducteurs au test d'alcoolémie, 60 soit 6% ont été déclarés positifs, c'est-à-dire avaient un taux d'alcoolémie supérieur à 0,8%. Parmi eux : 33 soit 55% de chauffeurs de véhicules légers ; 08 soit 13% de chauffeurs de véhicules utilitaires ; 12 soit 20% de chauffeurs de car ; 04 soit 7% de chauffeurs de taxis communaux ; 01 soit 2% de chauffeurs de poids lourd ; 02 soit 3% de chauffeurs de deux roues. En outre la mort d'un chef de famille handicape en moyenne 5 à 8 personnes.

4.5. Conséquences sociosanitaires

Elles peuvent s'analyser sous deux angles : d'une part, l'alcoolisme comme cause directe de décès, d'autre part, l'alcoolisme comme cause associée aux décès. Dans certains pays, la mortalité et la morbidité alcooliques servent à mesurer l'éthylisation de la société. Dans les pays où la constatation médicale des décès est obligatoire, il semble que l'on puisse avoir une bonne statistique donnant le nombre de décès dus à l'éthylisme. À défaut de chiffres récents, nous nous contentons de cette enquête menée en France par l'Institut National de la Santé et de la Recherche Médicale de 1976 à 1982 qui a révélé 80 à 90%

des décès par cirrhose, 80% par cancer de la bouche et de l'œsophage, 50% par homicide. La mortalité est 2,7 fois plus forte chez les hommes que chez les femmes. C'est l'un des plus forts écarts dans le monde. Divers instituts de recherche ont fait à plusieurs reprises une analyse détaillée des causes de cette surmortalité masculine et ont conclu que parmi les facteurs pouvant expliquer cette différence anormale de mortalité entre les deux sexes : guerres, dangers professionnels, etc., le seul qui s'est avéré avoir une valeur causale est la consommation excessive de boissons alcooliques par la population masculine. La mortalité par cancer est anormalement forte pour les alcoolisations liées à l'usage de l'alcool et/ou du tabac (cavité buccale, pharynx, larynx, œsophage).

La mortalité due à l'alcoolisme est très variée. Les statistiques sont encore plus difficiles à établir dans ce domaine. Cependant, la même enquête a pu révéler que 25 à 35% des malades des hôpitaux généraux étaient alcooliques ; l'alcoolisme est responsable de 35% des admissions d'hommes et de 8% des admissions de femmes dans les hôpitaux psychiatriques. Annie Wilson a estimé en 1980 que dans le monde entier, des personnes chez qui l'on a diagnostiqué l'alcoolisme peuvent occuper jusqu'à la moitié des lits d'hôpitaux généraux ou psychiatriques. L'espérance de vie d'un alcoolique, selon une étude effectuée en Suisse en 1982 est de 10 à 20 ans moindre que celle d'un abstinent. Par ailleurs, le sujet alcoolique vieillit prématurément. Même si toutes ces données sont largement dépassées, elles sont tout de même significatives. Au total, l'alcoolisme, selon le Bureau International du Travail, est devenu la troisième cause de mortalité après les affections cardiaques et le cancer dans le monde.

4.6. Conséquences associées

Liaisons entre alcool et médicaments

Les liaisons entre l'alcool et les médicaments sont, dans leur majorité, dangereuses ; la pharmacocinétique des médicaments peut être altérée par la prise d'alcool. L'effet pharmacodynamique des hypnotiques peut être potentialisé par la prise d'alcool et provoquer des troubles de la vigilance. Ce type d'interaction ne concerne que les phases d'absorption et de métabolisation. L'alcool ralentit la vidange gastrique et donc la résorption intestinale des médicaments retardant ainsi l'absorption. L'efficacité thérapeutique étant modifiée, ces interactions chimiques peuvent conduire à une élévation de la fréquence de l'hépatotoxicité due au paracétamol chez le patient alcoolique. Certains produits pharmaceutiques peuvent augmenter la toxicité de l'alcool, ou avoir une action diminuée ou dangereusement renforcée ou dénaturée du fait de la consommation simultanée d'alcool. Le fait pour un individu d'être devenu dépendant de l'alcool peut lui être fatal lorsqu'il absorbe ces produits, et ce, parfois même, sans qu'il ait pris de l'alcool simultanément. On constate par exemple que l'alcoolo-dépendant court des risques plus grands lorsqu'il subit une opération chirurgicale, parce que l'alcool lui fait acquérir une résistance supplémentaire aux produits anesthésiques. L'on est obligé d'utiliser pour ce genre de patient des quantités d'anesthésiques proches des doses toxiques, ce qui peut être fatal. Il est tout aussi délicat de soigner un alcoolique qui souffre d'épilepsie, de drépanocytose, d'insuffisance hépatique, d'ulcère gastroduodénal.

Les médicaments particulièrement déconseillés d'associer à l'alcool sont tous ceux qui, comme l'alcool, agissent sur le système nerveux central, en particulier les médicaments qui font dormir. Dans ce cas, l'alcool renforce la somnolence ou provoque un dérèglement du système nerveux. L'association de l'alcool avec les médicaments contre l'hypotension et l'hypertension, avec les sédatifs, les analgésiques et pour les médicaments qui favorisent une avitaminose, particulièrement certains vermifuges associés à l'alcool, entraînent des troubles gastro-intestinaux : nausées, vomissements, diarrhées, tremblements, convulsions. Enfin, les médicaments utilisés pour traiter l'alcoolisme peuvent, en cas d'association avec l'alcool, provoquer de graves désordres organiques.

Liaisons entre alcool et drogues dites dures

Certains toxicomanes associent l'alcool avec les drogues pour renforcer l'action des médicaments destinés à éliminer l'anxiété, la peur, l'énervement. On note alors une potentialisation très poussée de ces produits, un effet surajouté qui entraîne une sensation d'euphorie. Cette euphorie peut durer plusieurs heures, mais elle est proportionnelle à l'intensité de la prostration. En ce qui concerne le cannabis ou chanvre indien, marijuana ou haschich, des expériences ont montré que quand on l'associe avec l'alcool, on note un accroissement des battements du cœur, une diminution de la potentialité de discrimination des douleurs, de la cohérence des paroles, du contrôle des mouvements ; les hallucinations et l'inhibition de la capacité de concentration sont également plus poussées.

Liaisons entre alcools et d'autres pathologies

La consommation abusive de l'alcool accompagne ou favorise l'éclosion et le développement d'autres pathologies : occlusion intestinale, hémorroïde, tuberculose, phlébite, hémorragie digestive et nasale. L'aggravation du saturnisme est courante sous l'influence de l'alcool ; la teneur du vin en plomb étant de 145 microgrammes par litre auxquels il faut ajouter la ration journalière de plomb apportée par l'alimentation solide et hydrique (03 mg/jour) et la quantité du plomb contenue dans l'air inhalé (0,1 mg).

Alcool et SIDA

En Côte d'Ivoire, on ne dispose pas de statistiques mettant en évidence les relations de cause à effet entre l'alcool et le SIDA. On sait cependant que l'alcool, détruit ou favorise la malabsorption des vitamines qui font partie de l'armature de protection de l'organisme contre les maladies. L'alcoolique est une personne en général dénutrie et physiquement diminuée. Ce qui, de toute évidence, a pour conséquence, l'affaiblissement du système immunitaire. La consommation de l'alcool peut être en amont ou en aval du SIDA. Dans cette dernière hypothèse, on assiste, bien souvent, à un comportement suicidaire du toxicomane alcoolique. C'est la situation que vit une patiente à qui l'équipe soignante a annoncé de façon « professionnelle » sa séropositivité, mais qui continue de se présenter, à chacune de ses consultations, dans un état d'ébriété. Un tel comportement peut, en outre, expliquer le préjugé selon lequel l'alcool, en particulier le koutoukou, tue le virus du SIDA. À un taux d'alcoolémie proche de 2 g, le consommateur est, comme indiqué plus haut, dans une phase d'excitation physique et sexuelle ; il « aime » toutes les femmes et se trouve dans l'incapacité de se maîtriser et de faire preuve de discernement. Ces effets conduisent à des comportements sexuels à risque. Ce témoignage en est une illustration. C'était à l'ex-rue princesse de Yopougon, (l'une de dix communes du district d'Abidjan), un consommateur, au bout de quelques bouteilles, n'eut aucune peine à conquérir une fille. C'est seulement le lendemain matin, au moment de donner la contrepartie de l'acte sexuel qu'il se mit à l'évidence : il vient de passer la nuit dans un hôtel à faire l'amour avec un homme comme lui. Cet « amoureux » de circonstance a-t-il eu le temps d'utiliser le préservatif ? Si oui, l'a-t-il utilisé correctement ? Par ailleurs, la voie de transmission du virus du SIDA n'est pas uniquement sexuelle, il peut aussi se contracter notamment par le sang (blessure). L'alcoolo-dépendant, à travers ses ivresses, s'expose à des situations de victimisation : bagarres, rixes, agression..., pouvant occasionner des blessures. Enfin, l'alcoolo-dépendant qui souffre de la maladie du SIDA, fait porter cette double souffrance à son ou sa partenaire, à sa famille et à son entourage. Il y a donc l'idée de contagion qui contient ici, non seulement l'idée qu'un individu est victime de la maladie de l'autre, mais que son état résulte d'un rapport social qui s'inscrit sur son corps.

Nous venons de mettre en exergue de nombreuses alcoolopathies dénotant ainsi de la gravité et de l'ampleur de l'alcoolo-dépendance qui risque de connaître un développement drastique si rien n'est fait, d'autant que ce phénomène semble s'incruster dans la société en perpétuelles mutations. L'alcoolo-dépendance devient à la fois quantitative et qualitative, dans la mesure où, la présence de la femme, autrefois protégée et préservée notamment dans la société traditionnelle, parce que considérée comme vulnérable, se fait remarquer davantage ; tandis que l'alcoolisation récréative des jeunes de moins de 18 ans s'affirme et prend une allure considérable. Cette alcoolo-dépendance de type moderne semble être le reflet de la Côte d'Ivoire indépendante, de ses rituels et de ses maux. Que peut-on faire pour en réduire les effets délétères ?

5.
PRÉVENTION ET TRAITEMENT

5.1. Considérer l'alcoolo-dépendance comme un problème de santé publique

L'attitude des pouvoirs publics, dans ce sens, ne nous semble pas suffisamment affirmée. Et pourtant, l'alcool, quoiqu'on en dise, demeure la drogue la plus consommée en Côte d'Ivoire et celle qui engendre le plus de problèmes aussi bien physiques, mentaux que psychosociaux. C'est pourquoi Desurvire[1] pense que l'alcool, tout comme le tabac, doit être désormais reconnu comme une drogue dure en vente libre. Les problèmes physiques peuvent s'analyser entre autres dans la stéatose hépatique, l'hépatite alcoolique, la cirrhose alcoolique, les complications au niveau du système cardiovasculaire, les complications métaboliques et nutritionnelles, le syndrome fœtal… ; les problèmes mentaux peuvent s'appréhender dans les complications neuropsychiatriques (syndrome de sevrage, troubles cognitifs, encéphalopathics alcooliques carentiels, encéphalopathies hépatiques ou coma hépatique, épilepsie, anxiété-dépression…) ; quant aux problèmes psychosociaux, ils s'expriment dans les relations familiales et professionnelles conflitogènes, les situations agressogènes, les accidents domestiques, de la circulation, les suicides… En outre, l'alcool est à l'origine d'autres problèmes tels que le diabète, l'hypertension artérielle et portale, l'asthénie ou l'impuissance sexuelle, le comportement sexuel à risque pouvant générer des maladies sexuellement transmissibles dont le VIH/SIDA et les hépatites virales. La responsabilité de l'alcool dans les violences rurale et urbaine, les crimes, la marginalité, la victimisation, n'est pas non plus à minimiser. Produit dont

[1] D. Desurvire (2000) Stupéfiants et psychotropes, L'Harmattan, p. 59.

la consommation est souvent associée à d'autres substances psychotropes (notamment le tabac, le cannabis, les barbituriques, les amphétamines, la cocaïne…), l'alcool est susceptible d'être un renforçateur des effets propres de ces produits. Bref, la mortalité et la morbidité liées directement ou indirectement à la consommation d'alcool sont incalculables et indéchiffrables. Par ailleurs, les coûts tangibles (pertes monétaires : pertes de revenu par exemple) et les coûts intangibles (peines et souffrances des victimes d'alcool et de leur famille) supportés par l'ensemble des agents privés et publics sont considérables ; de même que les sinistres occasionnés par les accidents du travail, de la circulation et les maladies professionnelles supportés par les assurances et la CNPS.

Considérée comme maladie médicalement non transmissible, l'alcoolo-dépendance est une maladie contagieuse, non pas du point de vue médical, mais du point de vue anthropologique. Les conjoints, les enfants, sont profondément marqués par l'alcool et ses conséquences ; ils revendiquent les symptômes physiologiques, quand même ces derniers sont le résultat d'une perturbation psychologique. C'est dans ce sens que Sabatié,[1] médecin fondateur et animateur de ce qu'il appelle les « groupes d'entourage » au sein de l'association la Croix d'Or, propose, en 1992, le terme d'« **entourologie** » pour désigner la science qui se donnerait pour objet la problématique des relations entourage-malade alcoolique. Et c'est pourquoi on dit aussi que soigner un alcoolique sans se préoccuper de son entourage, c'est lui délivrer un certificat de rechute garantie. La contagiosité de la maladie relève à la fois de la proximité physique et de la proximité sociale. Le véhicule, sinon le vecteur de la maladie, est soit les nerfs

[1] C. Sabatié (1992) L'alcoolisme, une maladie contagieuse, in « Ethnologie des anciens alcooliques », p. 87.

soit l'odeur et tout particulièrement l'haleine. L'alcoolisme doit être conçu comme une maladie collective qui se répercute en maux individuels, irréductibles l'un à l'autre. Par ailleurs, si le pic de l'alcoolisation se situe à 16-18 ans, celui de l'alcoolisme est à 35-40 ans, soit la tranche d'âge qui représente la force vive du pays. Autant d'éléments qui nous conduisent à conclure que l'alcoolo-dépendance est un problème de santé publique. Cela dit, il va falloir renforcer les instruments institutionnels existants et envisager à mettre en place d'autres instruments pour y faire face.

5.2. Renforcer les instruments institutionnels existants et en mettre en place d'autres

Les pouvoirs publics ont eu le mérite d'aider à la mise en place d'un centre de la Croix-Bleue (considéré comme unique en son genre en Afrique) dont la mission initiale était la réhabilitation des alcooliques, mais qui, pour coller de plus près la réalité ivoirienne, a dû étendre ses activités pour prendre en compte les autres toxicomanes et les victimes du VIH/SIDA. Nous louons également leur volonté d'avoir créé le CILAD (Comité Interministériel de Lutte Anti-Drogue), le CRFLD (Centre Régional de Formation à la Lutte contre la Drogue), la DVS (Direction de la Vie Scolaire), des centres de santé mentale, même si ces dernières structures n'ont pas pour activité principale, la prise en charge des usagers d'alcool et des problèmes qui lui sont reliés. Nous ne pouvons pas passer sous silence la mise en place d'un certain nombre de Lois, de mesures réglementaires et de tests législatifs relatifs à la lutte contre l'alcool. La Loi n° 63-527 du 26 décembre 1963, modifiée par la Loi n° 81-640 du 31 juillet 1981 instituant le nouveau Code Pénal fixant les peines applicables à certaines infractions commises en matière de police de la circulation (le Code de la route ivoirien classe la conduite en état d'ébriété au nombre des 37 cas d'infractions susceptibles d'entraîner le retrait et la suspension du permis de conduire) ; la Loi n° 64-293 du 1er août 1964, portant Code des débits de boissons et des mesures contre l'alcoolisme, modifiée par la Loi 74-719 du 27 novembre 1974, réglementation de la fabrication du **koutoukou** et autres boissons frelatées et travail de jeunes filles de moins de 18 ans dans les lieux du boire ; le décret n° 64-212 du 26 mai 1964, portant réglementation de l'usage des voies routières ouvertes à la circulation publique ; l'arrêté du 3 juin 1978 et le Code de la route de 1977 précisant le taux légal d'alcoolémie et la sanction de suspension du permis de conduire en cas d'infraction à cette norme prescrite ; l'arrêté n° 3599/MTPTCU/DCTT du 03/06/78 portant réglementation de l'usage de l'alcool au volant dont les sanctions peuvent aller de deux mois à un an d'emprisonnement et une amende de 100 000 F à 1 000 000 F CFA ou l'une des deux peines seulement.

Toutes ces mesures sont à encourager et à louer. Toutefois, non seulement elles ne sont pas rigoureusement appliquées, mais encore elles ne sont pas suffisantes. Nous exhortons donc les décideurs à encadrer l'accompagnement de l'alcoolo-dépendant, en instituant de façon formelle, l'injonction thérapeutique. Ainsi, les officiers de police et, dans une certaine mesure, des assistants sociaux assermentés, pourront aisément pénétrer dans les domiciles des personnes en difficulté avec leur consommation d'alcool, et perturbant notoirement les relations familiales et la quiétude du voisinage, à les y extraire et à les conduire dans un centre de soins. Le seul obstacle restera alors le coût. Nous pensons qu'une sécurité sociale ou une couverture maladie encadrée par une réelle volonté politique peut supporter ce coût. Car à l'analyse, en prenant en compte le coût monétaire de l'alcoolo-dépendance et de tous les problèmes directs et indirects évoqués plus haut, et en considérant que les autorités ivoiriennes aspirent à faire du social un pilier de l'économie, il y a bien des raisons de minimiser le coût que peut générer la loi instituant formellement l'injonction thérapeutique. On peut penser que cette loi encouragera et accélérera davantage l'ampleur de l'alcoolo-dépendance. Mais nous tenons à rappeler qu'elle sera fortement accompagnée de campagnes d'information, de sensibilisation et d'éducation sur l'alcoolisation et l'alcoolisme, qui déboucheront sur un code d'alcoolisation et l'élaboration d'un guide ou d'un manuel d'éducation à la sobriété. L'on pensera également à l'organisation de communautés thérapeutiques au sein desquelles l'alcoolo-dépendant pourra s'épanouir et bénéficier d'une réinsertion sociale durable.

5.3. Introduire l'enseignement de l'alcoologie à l'école

Outre l'institution formelle de l'injonction thérapeutique, nous préconisons, à l'instar de l'EDHC (Éducation des Droits de l'Homme et à la Citoyenneté), l'introduction de l'enseignement de l'alcoologie depuis l'école primaire jusqu'à l'université avec un certificat optionnel pour les étudiants en médecine, et dans certaines écoles de formation professionnelle. Le cadre de ce livre ne nous permet pas de donner les détails du contenu de l'enseignement en fonction des différents niveaux. Nous en donnons toutefois quelques idées-forces. Nous proposons l'école primaire parce que déjà à ce niveau, les scènes d'ivresse ne manquent pas. Les écoliers seront informés et sensibilisés sur la nécessité de l'abstinence totale avant l'âge de 14 ans, comme le recommande l'OMS, et les risques d'accidents de la circulation auxquels ils s'exposent en cas d'ivresse. Celle-ci peut par ailleurs les amener à porter atteinte aux droits d'autrui et à la citoyenneté dont l'enseignement en cours à l'école primaire s'avère pourtant incontournable. Au secondaire, les concours du plus gros buveur sont fréquemment organisés. On insistera sur ce qu'est l'alcool, ses effets sur les différents organes du corps ; les phénomènes de tolérance et de vulnérabilité individuelles, les préjugés et les idées reçues, les comportements à risque. Au niveau universitaire, l'alcool joue le rôle d'une véritable drogue et il est souvent associé à d'autres drogues. Les enseignements, en particulier à l'UFR sciences médicales insisteront en général sur les effets pharmacologiques de l'alcool sur l'organisme et les dangers de la poly-addiction ; tandis qu'à l'UFR criminologie, l'accent sera mis sur les liens entre l'usage de l'alcool, marginalité, violence, crime, et sur les mécanismes du passage à l'acte. Enfin aux départements d'anthropologie et d'histoire, on mettra l'accent sur l'anthropologie et l'histoire de l'alcool en Côte d'Ivoire, son usage et ses conséquences.

Au niveau des travailleurs sociaux, leur formation leur permettra d'être capables de dépister les usagers d'alcool au sein d'une population donnée, à l'aide de l'ASSIST (cette technique mise au point par l'ONUDC et qui a besoin d'être vulgarisée en Côte d'Ivoire), de donner des conseils, de mener une intervention brève et d'orienter ceux dont les cas nécessitent une thérapie intensive vers les structures compétentes. S'agissant des agents paramédicaux, ils seront des collaborateurs efficaces des médecins et des psychiatres. Les sages-femmes en particulier insisteront sur la vulnérabilité des femmes aux effets de l'alcool et sur les risques du syndrome d'alcoolo-fœtal. La formation des étudiants de l'Institut National de la Jeunesse et des Sports mettra en évidence l'incompatibilité entre la prise d'alcool et leur future fonction, d'avoir en conséquence une alcoolisation raisonnable, à défaut d'être abstinents. À l'école nationale supérieure, d'administration, des instituteurs, la formation des étudiants insistera sur la nécessité d'avoir une alcoolisation modérée eu égard aux différentes fonctions auxquelles ils aspirent et de combattre les préjugés et les idées reçues. Les policiers, les gendarmes et les sapeurs pompiers militaires doivent penser, avant tout, à l'aide, en conduisant toute personne trouvée en état d'ivresse notoire sur la voie publique vers un centre de prise en charge. Enfin, à travers une école des parents, ceux-ci pourront être efficaces auprès de leurs enfants dans la prévention de l'alcoolisme. Ces enseignements auront pour objectif immédiat de renforcer les capacités de toutes ces personnes ciblées de se définir elles-mêmes par rapport à l'alcool et d'aider d'autres à en faire de même ; et pour objectif à terme, la vulgarisation de l'alcoologie. En tout cas, elles pourront jouer efficacement le rôle de prévention (collective : primaire, sélective : secondaire et indicative : tertiaire) qui leur revient dans cette société hautement alcoologène.

5.4 Pour une répartition équitable des richesses

Une répartition équitable des richesses aura pour effet l'amélioration des rapports sociaux, aussi bien au niveau de la famille, du milieu de travail que de la communauté. L'alcoolo-dépendance, rappelons-le, est en partie générée par la pauvreté, l'anomie, le chômage, les licenciements, l'instabilité politique, institutionnelle, l'angoisse, l'anxiété, les déplacements de populations... La juste répartition des richesses pourra, par effet d'entraînement, réduire ce type d'alcoolo-dépendance.

. Au niveau de la famille : Rappelons avec M. Koné et N'Guessan Kouamé[1] que la famille, « **cellule de base et**

[1] M. Koné, N'guessan Kouamé (2005) Socio-anthropologie de la famille en Afrique, p. 5.

pierre angulaire de toute société, constitue traditionnellement le cadre par excellence de la socialisation des enfants, et le moyen privilégié de transmission du patrimoine culturel et des valeurs de la communauté ». Elle est donc une institution sociale perçue comme source de sécurité, de protection physique, morale, affective, sociale et psychologique et de contrôle social. Vu sous ce rapport, le rôle stratégique de la famille dans la société n'est plus à démontrer. Mais faut-il qu'elle ait les moyens de jouer ce rôle. Or, les difficultés économiques auxquelles sont confrontées de nombreuses familles d'aujourd'hui, contraignent certaines à un repas par jour, appelé facétieusement « mort subite » ou un « coup K.O. », et amènent bien d'autres à la dislocation : familles monoparentale, recomposée, terreau d'alcoolisme.

.Au niveau du milieu de travail : Le milieu de travail doit être sécurisant, car c'est par le travail que l'homme se définit et c'est le travail qui distingue l'homme de l'animal. Ce milieu doit être organisé de telle sorte que les intérêts de l'entreprise coïncident avec ceux du travailleur. Les rapports sociaux de travail doivent être égalitaires, la communication, à la fois verticale et horizontale, et permettent à chaque travailleur de s'affirmer. Celui-ci doit être fier de son travail et de son entreprise. Et pourtant, avec la division de plus en plus poussée du travail, on divise aussi l'homme, on le morcelle, on l'avilit, on le transforme en parcelle d'une machine qui fait elle-même partie d'une autre, aux fins d'accroître la plus-value qui finalement, ne profite qu'au patron. La bonne gouvernance doit être de mise dans le milieu de travail pour réduire les situations toxicomanogènes dues à l'écrasement hiérarchique, à la grande disparité entre les salaires, aux cadences horaires élevées de travail… Il faut alors humaniser le milieu de travail, en veillant à l'application sans faiblesse de l'article 42. 1 du Code du travail ivoirien qui stipule que : « **toute entreprise utilisant plus de 50 travailleurs doit créer un comité d'hygiène, de sécurité et des conditions de travail (CHSCT)** dont les attributions sont :

- contribuer à la protection de la santé et l'amélioration des conditions de travail ;
- procéder à l'analyse des risques professionnels ;
- procéder ou participer à des inspections sur le lieu de travail ;
- favoriser toute initiative relative à la promotion de la prévention des risques professionnels (procédés de travail, environnement de travail, poste et temps de travail, choix et adaptation des appareils et des outils de travail, etc.) ;
- veiller à la formation dans les domaines de la santé et de la sécurité.

.Au niveau des communautés : Les communautés, qu'elles soient urbaines ou rurales, industrielles ou non, sont, par nature, inégalitaires. Toutefois, il faut reconnaître que les gouvernants contribuent implicitement ou explicitement à accentuer les distances sociales et à bouleverser les rapports sociaux au sein de ces communautés. En définissant des secteurs prioritaires de développement, à diplôme égal, la réussite sociale est plus rapide chez certains que chez d'autres. Les secteurs immédiatement producteurs de biens matériels et monétaires ont été, depuis toujours, plus avantageux que les secteurs sociaux, considérés comme non productifs. Or, l'entrée dans ces secteurs dits prioritaires, qu'elle soit par le biais d'un concours, d'un examen ou d'un test, ne se fait pas, dans tous les cas, de façon « démocratique », c'est-à-dire selon le mérite des candidats. Et ce phénomène s'est accentué ces dernières décennies. Aussi avons-nous l'impression que la société, plus précisément les strates ou les classes sociales, se reproduisent elles-mêmes. Au niveau du secteur agricole, longtemps considéré comme le pilier du développement de ce pays, les artisans de ce secteur ne jouissent pas de la plus-value de leur travail. Ce qui ne permet pas à la plupart d'entre eux de scolariser leurs enfants ou, ceux qui le sont, ne bénéficient pas, toujours, de l'encadrement qu'il faut. Les activités des acteurs du secteur informel, en dépit de leur apport considérable au développement, sont rarement prises en compte dans la comptabilité nationale. Dans la majorité des cas, ces opérateurs économiques sont tout simplement exploités à leur insu par les pouvoirs d'argent.

Une redistribution équitable des richesses suppose avant tout la reconnaissance de la méritocratie et la bonne gouvernance dans tous les secteurs d'activités, de sorte que le travailleur n'ait pas à revendiquer son dû de quelque manière que ce soit ; la culture de la démocratie ; la diffusion du bien-être, plus précisément du minimum socio-vital. Or, à l'heure des NTIC, de nombreux villages voire des sous-préfectures ne sont pas encore électrifiés. Bref, les contre-valeurs dont les gouvernants semblent faire l'apologie de nos jours, sont celles de la facilité, de l'impunité, du non-respect de la chose publique et de la loi régissant les normes, l'incivilité, la course à l'argent par tous les moyens. Celui qui a les biens matériels, quel qu'en soit la provenance, a le pouvoir et impose respect, en lieu et place, il y a quelques décennies seulement, de celui qui avait le pouvoir, parce qu'il avait la science, la connaissance, le savoir. Il y a là, un antagonisme des valeurs qui semble générer des comportements et attitudes de prises de psychotropes.

Ces quelques propositions de prévention et de traitement sont certainement loin d'être la panacée de l'alcoolo-dépendance en Côte d'Ivoire, vu sa complexité. Toutefois, elles n'en constituent pas moins des pistes pour réduire son ampleur. Il reste que chacun de nous, à son niveau, les intègre dans son comportement quotidien. C'est un effort à faire qui doit être compris comme un impératif, quand on sait qu'au regard de l'histoire, on a dû contribuer de quelque manière que ce soit, à l'avènement de cette alcoolo-dépendance de type moderne dont nous décrions aujourd'hui les conséquences.

CONCLUSION

Il ressort de cette réflexion qu'il n'existe aucun temps ni aucun pays où l'on n'ait fait usage dans des circonstances déterminées, ou même sans occasion aucune, de boissons alcooliques. Nous retenons de l'histoire de l'alcool en Côte d'Ivoire, de son usage à travers le temps et l'espace, que les Ivoiriens l'ont utilisé également à des fins de transformations psychiques ; effets excitants, sédatifs ou ébrieux ont été recherchés depuis des temps immémoriaux. Cependant, l'alcool, dans la société traditionnelle, est utilisé pour répondre, avant tout, à des coutumes et exigences sociales. La consommation rituelle des boissons locales a essentiellement une fonction cathartique, de sauvegarde d'harmonie sociale et d'identité culturelle. Ces fonctions visées n'ont pas cependant empêché l'apparition de nombreux cas d'éthylismes de type traditionnel ; on peut donc dire qu'à chaque époque son alcoolisme.

Dans les sociétés précoloniale et coloniale, les boissons alcooliques d'origine européenne, dont la consommation fut d'abord mêlée à des épisodes esclavagistes, ont servi finalement aux pays européens à asseoir leur civilisation. La colonisation de la Côte d'Ivoire fut donc en partie facilitée, grâce à l'alcool dont le transport et la conservation furent rendus possibles avec la machine à vapeur et la pasteurisation. Réservée au départ à une partie déterminée de personnes (rois, chefs, notables et assimilés, colons, fonctionnaires, commerçants), la consommation de ces boissons dont celles distillées, de très mauvaise qualité, fut l'apanage d'une partie importante de la population. En raison de la production pléthorique des vins de France et surtout d'Algérie, la Côte d'Ivoire, à l'instar des autres pays africains, fut saturée de ces boissons. La

« démocratisation » progressive de la consommation de celles-ci qui s'est étendue à toutes les couches sociales, a abouti à l'avènement de nombreuses alcoolopathies tant au niveau physique que mental. Ainsi, à partir de 1946, en lieu et place d'alcoolisation de la population ivoirienne, l'on parla plutôt « d'alcoolisme endémique ». L'ampleur de ce phénomène suscita la mise en place d'un comité de lutte antialcoolique en 1955, lequel organisa du 23 au 30 juillet 1956 à Abidjan, la première conférence interafricaine de lutte antialcoolique. En dépit des efforts qu'il aura déployés pour le combattre, le comité n'a pu que constater son implacable avancée.

Avec l'indépendance de la Côte d'Ivoire, l'on assiste à la coexistence d'un alcoolisme de type traditionnel et d'un alcoolisme de type moderne. Il convient même de dire que les Ivoiriens sont passés résolument et inexorablement de l'alcoolisation récréative, de l'alcoolisme paroxystique rituelle, à une alcoolisation régulière, caractéristique d'un alcoolisme de type moderne, occidental, avec ses cibles, son langage, ses expressions, ses exigences. Les importations d'alcools en provenance de plusieurs pays européens notamment, se sont accélérées de façon drastique. Dans cette nouvelle situation, la présence des jeunes et des femmes, autrefois timide, se fait de plus en plus remarquée avec des motivations qui leur sont propres, l'alcoolisme se juvénilise et se féminise. De par l'ubiquité, la disponibilité, l'accessibilité géographique et financière de l'alcool, les jeunes l'utilisent comme une denrée de première nécessité, un moyen de sortir de l'invisibilité sociale, de « groupalisation », de socialisation, mais aussi d'expression de violences ; quand les femmes s'en servent pour affirmer leur émancipation, régler un conflit d'identité sexuelle, une certaine injustice et inégalité entre genres, traiter des frustrations. Du reste, en général, les Ivoiriens utilisent l'alcool comme un exutoire, un mode d'adaptation sociale ; ils boivent pour le plaisir, pour se faire plaisir, pour oublier et supporter le poids d'une société stressante, anxiogène et inique. Il se dégage un alcoolisme de misère ou du pauvre qui s'analyse dans la consommation de boissons locales, dont le coût, nettement en dessous de celui de certaines denrées de première nécessité, et souvent concurrentielles des boissons non alcoolisées ; et un alcoolisme d'aisance, de confort ou du riche qui jette son dévolu sur les boissons dites de luxe. Mais tout compte fait, il n'y a pas d'alcool de bonne ou de mauvaise qualité, et il n'y a pas d'alcoolique heureux.

En réalité, les Ivoiriens boivent parce que la société est fortement alcoolisée, alcoolisante et alcoologène. Il apparaît qu'il existe un alcoolisme égoïste, un alcoolisme altruiste et un alcoolisme anomique. Le boire contribue à construire un monde social idéal, intelligible, supportable : on apprécie un homme à sa capacité de tenir l'alcool et à ses compétences au travail. Le boire est une activité au cours de laquelle s'accomplit, autrement, se gère, s'organise et se justifie une procédure de structuration d'un certain ordonnancement de l'activité. Boire de l'alcool n'est rien d'autre que se conformer à ce qui a toujours été dans le milieu. Dans les usages sociaux, l'alcool intervient comme une sélection, puis une inclusion dans le groupe, enfin une exclusion. L'homme socialisé est celui qui agit conformément aux normes de son univers social, c'est-à-dire conformément aux anticipations des autres qui vivent dans la même société que lui. Sur le plan anthropologique, la consommation d'alcool doit être envisagée non pas comme un trait pathologique, mais comme une pratique constitutive du lien social. Dans cette optique, l'on doit considérer l'alcoolisme non pas comme une maladie, mais l'envisager comme un mode de vie, le trait d'une culture. Le boire est constitutif d'une sociabilité. Quant à l'alcool, il est devenu incontestablement un enjeu social, économique, politique, idéologique.

Les effets délétères de l'ampleur prise par l'alcoolo-dépendance en Côte d'Ivoire depuis 1960, se font de plus en plus sentir non seulement sur les plans, physique, psychique et mental, mais aussi sur les rapports sociaux. On peut mentionner, par exemple, des conséquences somatogènes comme l'ostéoporose, l'ostéomalacie et des anomalies sanguines, la déchéance physique due au diabète, à la cirrhose, marquée parfois par la malpropreté, la négligence vestimentaire, des hématomes, contusions, plaies ouvertes suite à des chutes mal soignées et purulentes ; l'alexithymie qui se traduit par un comportement caractérisé par les difficultés à verbaliser les émotions, une limitation de la vie imaginaire et fantasmatique, une tendance à recourir au passage à l'acte pour résoudre les conflits ; des troubles psychiques aggravants (dépressions, psychose maniaco-dépressive, abattement et/ou agressivité, affection névrotique) ; la désocialisation ayant pour conséquence la fuite du conjoint ou de la conjointe, la perte de l'emploi. Par ailleurs des personnes nées de parents alcooliques peuvent souffrir d'un atavisme acquis ou présenter une prédisposition congénitale à l'alcoolo-dépendance.

L'encadrement de façon professionnelle de l'accompagnement de cette alcoolo-dépendance s'impose à tous comme un devoir, si l'on veut faire de la qualité de la vie, un élément indissociable et une caractéristique de développement, et extraire la violence de la société. L'alcoolo-dépendance devient à la fois qualitative et quantitative ; elle gagne toutes les strates sociales. C'est un problème de santé publique, un phénomène bio-psycho-social, dynamique, multidimensionnel, multifactoriel, chaotique. Ainsi, elle semble échapper à la main qui tente de la saisir, de la comprendre, de l'expliquer et de la combattre efficacement. Les Ivoiriens ne courent-ils pas alors vers un suicide collectif, une société alcoolique ? Car, on peut le dire, la société ivoirienne est conceptualisée dans l'alcoolo-dépendance. Qui veut savoir les aspirations élevées des Ivoiriens, doit s'atteler à identifier les causes de l'alcoolo-dépendance ; qui veut connaître « l'état de santé » de la société, doit s'intéresser aux conséquences de l'alcoolo-dépendance ; et qui se préoccupe de lutter contre l'alcoolo-dépendance, s'imprègne de l'être, de l'âme et des profondeurs abyssales de la société, c'est-à-dire de ses rapports cachés et accède ainsi à la transparence, à la vérité. Nul n'a intérêt à se servir de l'alcool pour accroître les inégalités naturelles entre les hommes, car ceux qui succombent sans combat aux tentations de l'alcool sont, en majorité, des personnes fragilisées, pour une raison ou pour une autre, dans leurs situations d'êtres relationnels.

ÉLÉMENTS DE BIBLIOGRAPHIE

Ablé, J-A. (1978) Histoire et tradition politique du pays Abouré. Abidjan Imprimerie Nationale.

Amani, A. (1991) Consommation de boissons alcoolisées en milieu sportif ivoirien, enquête réalisée auprès de quinze disciplines sportives. Abidjan, Thèse de médecine, UFR Sciences Médicales.

Amany, Koffi A. (1990) Étude d'une eau-de-vie traditionnelle : le koutoukou. Abidjan thèse de médecine, Université Nationale de Côte d'Ivoire.

Amon d'Aby F.-J. (1951) La Côte d'Ivoire dans la cité africaine. Paris Editions Larose.

Amon d'Aby F.-J. (1960) Croyances religieuses et coutumes religieuses des Agni de la Côte d'Ivoire. Paris Éditions Larose.

Anonyme (1973) Malformations chez les enfants de mères alcooliques. « Alcool ou Santé » n° 5, 141.

Ansage, E. (1969) Un matin. Film de 16 mm, couleur, sonore, de 30 minutes, OMS, Génève.

Baert, A.E. (1979) Morbidité et mortalité d'origine alcoolique. « Alcool ou Santé », n°3, 5-10.

Bailly Salim, P. Zacklad, M.E. Krief, J. (1982) Alcoolisme et libido. "Confrontations psychiatriques", n° 8, 83-93.

Balandier, G. (1965) La vie quotidienne au royaume de Kongo du XVIe au XVIIIe siècle. Paris Hachette.

Baroin, C. Prêt, P.F. (1993) Le palmier de Borkou, végétal social total. « J. des africanistes, 63 (1), 5-20.

Barrucand, D. (1988) Alcoologie. Riom Laboratoires-Cerm, 4è éd. Corrigée et augmentée.

Barthes, R. (1957) Mythologies. Paris éd. du Seuil.

Bastide, R. (1972) Le rêve, la transe et la folie. Paris Flammarion, 1 vol.

Baudelaire, CH. (1966) Les paradis artificiels. Paris Garnier.

Bergeret, J. (1975) La dépression et les états limites. Paris Payot.

Berthelot, J.M. Clément, S. Drulhe, M. et al. (1984) Les alcoolismes féminins. Toulouse Les Cahiers du Ce. R. S., Janvier, n° 1.

Besançon, F. Simon, G. (2002) Prévention des dommages dus à l'alcool en médecine du travail. « Alcoologie et Addictologie », 24 (1), 63-66.

Bismuth, H. Ménage, C. (1961), Les boissons alcooliques en A.O.F. « Bulletin de l'IFAN », XXIII, Série B (1, 2), 61-118.

B.I.T. (1996) Prise en charge des questions d'alcoolisme et de toxicomanie sur le lieu de travail. Genève B.I.T.

Blanc-Pamard, C. (1980) De l'utilisation des trois espèces de palmiers dans le sud du « V » baoulé (Côte d'Ivoire). « Cahiers ORSTOM » Série sci. Hum., XVII (3,4), 61-118.

Boni, E. Kéita, G. (1980) SOS Drogue. Film de 16 mm, couleur, sonore, de 38 mn, Éducation extrascolaire, Abidjan Commission Nationale de l'UNESCO en Côte d'Ivoire.

Braun, P. (1983) Quand les enfants boivent. Paris, Mercure de France.

Briard, J.P. (1975) Le sort de l'alcool dans l'organisme : la courbe de l'alcoolémie. « Revue Alcoolisme », n° 1, 25-31.

Brou Konan, D. (1991) L'Alcoolisme en Côte d'Ivoire. Thèse de doctorat de 3è cycle, Abidjan, Institut d'Ethno-Sociologie.

Brou konan, D. (2001) La consommation du vin de palme dans la société traditionnelle en Côte d'Ivoire. « Alcoologie et Addictologie », 23 (1), 27-32.

Brou Konan, D. (2005) Représentation des alcoolisations et de la maladie alcoolique en Côte d'Ivoire. « Revue Africaine de Criminologie », Abidjan, EDUCI, n° 2, 20-37.

Camara Pécani, A. (1998) Effets de l'intoxication aiguë et chronique au koutoukou (eau-de-vie traditionnelle africaine) sur le fonctionnement cérébral de l'homme. Thèse de doctorat d'état ès-Sciences, Abidjan, Université de Cocody.

Camara Pékani, A. (2002) Alcoolisation au koutoukou en Côte d'Ivoire, constat et propositions. « Alcoologie et Addictologie », 24 (4), 319-328.

Cangah, G. Ekanza, S-P. (1978) La Côte d'Ivoire par les textes, de l'aube de la colonisation à nos jours. Abidjan NEA.

Castelain, J.P. (1989) Manières de vivre, manières de boire. Paris éd. Imago.

Chapuis, R. (1989) L'alcool, un mode d'adaptation sociale ? Paris Éditions L'Harmattan, Coll. « Logiques Sociales ».

Chatelain-Courtois, M. (1984) Les mots du vin et de l'ivresse. Librairie classique Eugène Belin, Collection « Le français retrouvé ».

Claver, B. (1978) La Croix-Bleue : un instrument efficace dans la lutte antialcoolique. Fraternité-Matin du 17 août, 7-8.

Claver, B. (1981) Les effets de l'alcoolisme : aucun organe n'est épargné. Fraternité-Matin du 19 mai, P. 3.

Clément, S. Drulhe, M. (1989) L'égalité des sexes passe-t-elle par l'égalité dans la boisson ? Communication à la journée de la Société française d'alcoologie, Paris Faculté Bichat.

Comité d'action antialcoolique en Côte d'Ivoire. (1955) Cahiers documentaires, Abidjan, n° 2 et 3.

Dehaene, et Coll. (1977) Syndrome d'alcoolisme fœtal. « Nouvelle Presse Médicale », n° 6, P. 163.

Demogeot, C. (1988) L'Alcoolisme féminin. In « Barrucand », Riom Laboratoires-Cerm, 173-175.

Desurvire, D. (2000) Stupéfiants et psychotropes, un sépulcre pour l'humanité. Paris L'Harmattan.

D'Houtaud, A. Barrucand, D. Patris, A. et al. (1988) Comment l'alcoolique se perçoit et se croit perçu. Riom, éd. du Laboratoire d'Alcoologie Thérapeutique, Riom-laboratoires.

D'Houtaud, A. Field, M.G. (1989) La santé, Approche sociologique de ses représentations et de ses fonctions dans la société. Presses universitaires de Nancy, Coll. « Espace Social ».

D'Houtaud, A. Field, M.G. Guéguen, R. (1989) Les représentations de la santé, Bilan actuel, nouveaux développements. Paris Éditions INSERM.

D'Houtaud, A. Taleghani, M. (1990) « Sciences Sociales et Alcool ». Paris L'Harmattan.

D'Houtaud, A. (1994) Image de la santé. Nancy Presses universitaires, Coll. « Santé publique et communautaire ».

Drulhe, M. Clément, S. (1993) Pour une sociologie de l'alcoolisme et des alcooliques. Paris les éditions INSERM.

Dore-Audibert, A. (1984) Le service social en Afrique francophone dans une perspective de développement : l'époque coloniale. Thèse de spécialité en Scences du travail, Université de Paris I Panthéon- Sorbonne, Tome II.

Dore-Audibert, A. (1999) Une décolonisation pacifique, chroniques pour l'histoire. Paris éd. Karthala.

DSM-IV. (1996), Manuel diagnostique et statistique des troubles mentaux. American Psychiatric Association, Traduction française, Paris Masson.

Dufour, A. (1993) J'étais prisonnier et tu m'as visité ! La vie de Théo Badoual, Bagnard du Christ. Le Mont-Sur-Lausanne, Ouverture, Coll. « Vivre aujourd'hui ».

Duquesne, D. (2003) Repérage du mésusage d'alcool en médecine du travail. « Alcoologie et Addictologie », 25 (4S), 69S-74S.

Durand, Y. Morenon, P. (1972) L'imaginaire de l'alcoolisme. Paris éd. Universitaires.

Durkheim, E. (1986) Le suicide. Paris P.U.F., Collection « Quadrige ».

Durkheim, E. (1988) Les règles de la méthode sociologique. Paris Flammarion.

Fainzang, S. (1994) Ethnologie des anciens alcooliques, la liberté ou la mort. Paris P.U.F.

Favre, J. (1999) H… comme héroïne, témoignage d'une mère. Paris Éditions Farel.

Ferreri, M. Ferreri, F. (2001) Le dictionnaire de l'anxiété. Paris Éditions Médicales.

Follonier, C. Pythoud, N. (2003) Dépendances, dépendance à l'alcool et vie professionnelle : quels enjeux ? Revue éditée par SFA/ISPA, n° 21.

Fontan, M. (1964) L'alcoolisme féminin. « Revue du Praticien », Paris, n° 4, P. 419.

Fosso, K.E. (1979) Influence du vin de palme d'origine camerounaise sur les paramètres lipidiques et protéiniques du rat des deux sexes. « Revue de l'alcoolisme », 25 (4), 61-67.

Fouquet, P. De Borde, M. (1985) Le roman de l'alcool. Paris éd. Seghors.

Goodwin, D.W. et Coll. (1975) Y-a-t-il une hérédité alcoolique? « Revue Alcoolisme », Paris, n° 4, 249-259.

Goulé Manassé, A. (1990) les complications neurologiques de l'alcoolisme chronique, à propos de 74 observations. Thèse de médecine, université de Cocody.

Grant, M. Hodgson, R. (1992) Comment faire face aux problèmes de toxicomanies et d'alcoolisme dans la communauté ? Manuel de l'agent de soins de santé primaires avec des instructions pour les formateurs. Genève OMS.

Grimaldi, N. (1992) Le désir et le temps. Paris Librairie philosophique J. Vrin.

Guillon, J. (1978) Cet enfant qui se drogue, c'est le mien. Paris éd. du Seuil.

Guitton, J. (1993) Justification du temps. Paris Quadrige/P.U.F.

Hall, E., (1984) La danse de la vie, temps culturel, temps vécu. Paris éd. du Seuil.

Haut comité d'étude et d'information sur l'alcoolisme. (1977), Cet ami qui peut vous faire du mal : l'alcool. Éditions de la Documentation.

Haxaire, H. (1992) Le palmier à huile chez les Gouro de Côte d'Ivoire. « J des africanistes », 62 (1), 55-77.

Hillemand, B. (1990) De l'inégalité et de la vulnérabilité des personnes vis-à-vis de l'éthanol. In G. Caro, (éd.) De l'alcoolisme au bien boire, 83-84, T.1.

Huguet, M. (1987) L'ennui ou la douleur du temps. Paris Masson.

Hyttel, C. (2003) Manuel du conseiller psychoaffectif en matière de drogues. Guide pratique quotidien, Nairobi ONUDC.

Jacquet, Ph. (1993) Cours d'alcoologie. Lausanne, Fondation Les Oliviers (inédit).

Koffi Kouakou, E. (1990) Alcool, alcoolisation et alcoolisme en Côte d'Ivoire. Étude à partir des données déclarées et d'enquêtes personnelles, Thèse de médecine, Abidjan Université Nationale de Côte d'Ivoire.

Koné, M. Kouamé N'Guessan. (2005) Socio-anthropologie de la famille en Afrique, Évolution des modèles en Côte d'Ivoire. Abidjan les Éditions du CERAP.

Kouakou N'Guessan, F. (1982) Le maquis abidjanais : un lieu de restauration ou de conscientisation ? Kasa Bya Kasa, n°1, 121-137.

Kouamé BI-Ballo. (1978) La publicité et le consommateur ivoirien. Mémoire de maîtrise, Institut d'Ethno-Sociologie, Université Nationale de Côte d'Ivoire.

Leclef, H. Philippot, P. (1999) La consommation d'alcool dans un milieu étudiant. « Alcoologie», 21 (3), 421-428.

Le Moigne, J-L. (1981) Jusqu'à la lie, le témoignage d'un alcoolique guéri. Paris R. Laffont.

Les Alcooliques Anonymes. (1976) Ya-t-il un alcoolique dans votre existence ? Bruxelles, Conseils des services généraux des Alcooliques Anonymes.

Malignac, G. (1984) L'alcoolisme. Paris P.U.F., Coll. « Que Sais-Je ? » n° 634, (9è édition).

Mansourian, P. (1992) À chacun sa maladie : maladies dans les pays en voie de développement et maladies des pays industrialisés. « L'homme et la santé », 270-277, Paris éd. du Seuil.

Marcoux, G. (1983) L'alcoolique toxicomane, un être humain comme tout le monde. Paris C.N.D.C.A.

Marroncle, J. (1974) L'amour à boire ? L'alcoolisme et le couple. Paris éd. Ouvrières.

Massiala-Tsobo. (1986) Évaluation de la qualité chimique de quelques boissons alcooliques de fabrication traditionnelle consommées au Zaïre. « Psychotropes », III (2), 39-44.

Mead, M. (1979) Le fossé des générations. Paris éd. Denoël/Gonthier.

Melman, CH. (1972) Le discours de l'alcoolique. Confrontations psychiatriques, Paris, n° 6, 95-100.

Memni, A. (1979) La dépendance. Paris, Gallimard.

Menétrey-Savary, A-C. (1999) Alcool : la prévention dans l'étau du néolibéralisme. « Alcoologie et Addictologie », 21 (HS), 173-178.

Merton, R.K. (1949). Social Theory and Social Structure ; toward the codification of Theory and Research. Glencoe, Thefree Press.

Minkowski, E. (1995) Le temps vécu. Paris Quadrige/P.U.F.

Mitscherlich, A. (1978) Vers la société sans pères. Paris éd. Gallimard.

Morenon, J. Morenon, M. (2000) L'alcoolique et l'argent. « Alcoologie et addictologie », 22 (2), 142-152.

Mucchielli, R. (1983) L'entretien face à face dans la relation d'aide. Paris Les Éditions ESF, 9è éd.

Mulkay, P. Delaude, C. (1986) Valeur nutritive des boissons fermentées africaines. « Psychotropes », III (1), 33-35.

Munyanganizi, B. (1982) Technologie des industries de transformation. Yagambi IFA.

Nau, J.J. (19 Novembre 1980) L'alcoolisme maternel redécouvert. « Le Monde », P. 80.

Navarro, F. Godeau, E. Viala, C. (1999) Les jeunes et l'alcool en Europe. Paris EUS.

N'Dri, K. (1987) Foie et alcool : à propos de 70 cas. Thèse de médecine, Abidjan, Université Nationale de Côte d'Ivoire.

OMS. (1981) L'alcool et la drogue. « Santé du monde », Genève OMS.

OMS. (1982) Santé mentale : un nouveau jour se lève. « Santé du monde » Genève OMS.

Oughourlian, J.M. (1978) La personne du toxicomane, psychologie des toxicomanies actuelles dans la jeunesse occidentale. Toulouse Edouard Privat.

Padieu, R. Beaugé, F. Choquet, M. et aL. (1991) Dépendance et conduites de consommation. Paris les éditions INSERM.

Paille, F. (1996) Comment devient-on physiquement dépendant de l'alcool ? Rev Prat, 10, 64-72.

Paille, F. (2000) L'alcool : de l'usage à la dépendance. Laboratoires Roche Nicholas SA.

Pinatel, J. (1971) La société criminogène. Paris Calmann-Levy.

Pissochet, P. Biache, P. Paille, F. (1999) Alcool, publicité et prévention : le regard des jeunes. « Alcoologie», 21 (1), 15-24.

Porot, A. et Porot, M. (1983) Les toxicomanies. Paris P.U.F., Coll. « Que sais-je ? », n° 586.

Première conférence interafricaine anti-alcoolique. (1957) Actes et travaux. Abidjan Les presses de l'imprimerie de la Côte d'Ivoire.

Rainaut, J. (1976) Éclairage alcoolique. Paris Éditions Lamarre-Pointat.

Rougeot, L. (1983) Les alcools. Paris P.U.F., Coll. « Que sais je ? », n° 1116.

Rueff, B. (1995) Les malades de l'alcool. Paris John Libbey Eurotext.

Sanogo, Y. (1998) Profil de la coagulation chez l'alcoolique chronique, à propos de 50 cas colligés au centre de la croix-bleue. Thèse de pharmacie, Abidjan, Université de Cocody.

Schwartz, A. (1980) La palmeraie subspontanée d'elaeis guineensis en pays Guéré-Nidrou (Ouest de la Côte d'Ivoire), une explication sociologique. « Cahiers ORSTOM », Série SCI HUM, XVII (3,4), 283-284.

Selly Essis, A.M. (1989) Le koutoukou et la recherche biomédicale. Ivoire-Dimanche, n° 961, P. 9.

Société Française d'Alcoologie (1999) Alcoologie et Francophonie, XXe anniversaire de la Société Française d'Alcoologie. « Alcoologie », Tome 21, (Hors série).

Société Française d'Alcoologie. (2000) Alcool et précarité, résumés des communications. « Alcoologie et Addictologie », 22 (1), 70-80.

Société Française d'Alcoologie. (2000) L'œuvre de Pierre Fouquet. « Alcoologie et addictologie », Tome 22 (supplément au n° 2).

Société Française d'Alcoologie. (2001) Tabacologie, Alcool et tabac. « Alcoologie et Addictologie », Tome 23 (Supplément au n° 2).

Société Française d'Alcoologie. (2003) Les conduites d'alcoolisation au cours de la grossesse, recommandations de la Société Française d'Alcoologie. « Alcoologie et Addictologie », Tome 25 (Supplément au n° 2).

Société Cinématographique de Valleyfield. (1974) Une partie de chasse, film de 16 mm, couleur, sonore, de 40 mn, Valleyfield, (Province de Québec), Canada.

Sidia Touré (ca 1990) Konogoli. Film de 16 mm, couleur, sonore de 30 mn, Abidjan RTI.

Solms, H. Burner, M. (1968) Alcoolisme et alcoolisation. Genève, éd. Médecine et Hygiène.

Sournia, J.C. (1986) Histoire de l'alcoolisme. Paris Flammarion.

Stapp, P. (1969) Le verre à la main. Film de 16 mm, couleur, sonore, de 9 mn, Genève OMS.

Stendler, F. (1976) Aspects sociologiques de la consommation d'alcool. « Alcool ou Santé », Paris, n° 516, 54-69.

Stierfin, P. (1970) Santé. Film de 16 mm, couleur, sonore, de 9 mn, (Secrétariat Antialcoolique Condor-Film, Zurich), Suisse, Lausanne.

Vabreur, F. Bouchard, S. ouhart, I. et al. (1999) Psychopathologie de la femme enceinte alcoolique. « Alcoologie », 21 (4), 437-491.

Vera Ocampo, E. Rigaud, A. (1999) Du principe de plaisir à l'expérience de l'excès. « Alcoologie », 21 (1), 31-34.

Wilson, A. (1983) L'alcool éthylique, pharmacologie et interaction avec les médicaments, alcool et médicaments : lcs liaisons dangereuses. « Bingo », n° 369, 21-22.

Wilson, A. (1986) Alcool et Santé, facteur de risque et non pas cause. « Notre Santé », n° 7 28-30.

TABLE DES MATIÈRES

Côte d'Ivoire
aux éditions L'Harmattan

Dernières parutions

LAURENT GBAGBO : LA FOI EN LA DÉMOCRATIE
L'élection présidentielle de l'an 2000
Dano Djedje Sébastien
Dans une Afrique encore en proie aux réflexes du parti unique et où les anciens colonisateurs continuent de nier la souveraineté des États, Laurent Gbagbo cultive une foi inébranlable en la démocratie pour conjurer les aventures hasardeuses des coups d'État et des conflits armés. En 2000, il est élu président de la République de Côte d'Ivoire grâce à une mobilisation exceptionnelle du peuple ivoirien. Ce livre est le témoignage vivant d'un acteur majeur de cet épisode de l'accession de Laurent Gbagbo à la magistrature suprême.
(12.50 euros, 118 p.)
ISBN : 978-2-343-06249-5, ISBN EBOOK : 978-2-336-37918-0

PENSER LA RÉCONCILIATION POUR PANSER LA CÔTE D'IVOIRE
Kouakou Jean-Marie
Les contributions réunies dans cet ouvrage s'inscrivent dans le contexte de crises que traverse la Côte d'Ivoire depuis deux décennies : crise sociétale, crise institutionnelle, crise armée, crise politique. Le projet commun a été de réfléchir le problème à partir de ses fondements, de ce qui le caractérise et le nourrit afin de pouvoir proposer des solutions comme à l'effet d'un pansement.
(Coll. Études africaines, 24.00 euros, 232 p.)
ISBN : 978-2-343-06088-0, ISBN EBOOK : 978-2-336-38128-2

DU JOURNALISME EN CÔTE D'IVOIRE
Barbey Francis, Moussa Zio - Préface de Marie-Christine Lipani
Ce livre n'est pas une simple analyse du journalisme (et de ses faiblesses) en Côte d'Ivoire. Il interroge également le rôle des journalistes dans la mise en place d'un «vivre ensemble», pensé tel un bien commun. Les auteurs évoquent un «journalisme citoyen», permettant aux individus de devenir des citoyens à part entière, des personnes sociales aptes à décider de leur choix de vie, de leurs orientations sociales et politiques, et de sortir du conformisme ou de toute tentative de manipulation.
(Coll. Repenser les médias, 15.50 euros, 152 p.)
ISBN : 978-2-343-06347-8, ISBN EBOOK : 978-2-336-38178-7

UN CONCEPT DE SÉNAT IVOIRIEN
Kobou Dominique
Les crises politiques et militaires en Côte d'Ivoire proviennent en partie de la faiblesse de ses institutions nationales, incapables de maintenir la stabilité. De l'Indépendance jusqu'au multipartisme en 1990, elles ont été conçues dans une logique de parti unique centré autour du président Houphouët-Boigny. Elles doivent désormais être repensées pour permettre à toutes les tendances politiques majeures de cohabiter, notamment avec un Sénat élu à la proportionnelle au Parlement et des élections de mi-mandat.
(25.00 euros, 256 p.)
ISBN : 978-2-343-03064-7, ISBN EBOOK : 978-2-336-37429-1

LA DÉCENTRALISATION À L'ÉPREUVE DE LA CRISE ÉCONOMIQUE EN CÔTE D'IVOIRE
Mel Trotsky
Préface du Professeur Atta Koffi
C'est l'année 1980 qui marque le véritable départ de la politique de décentralisation en Côte d'Ivoire. Mais dans un contexte de crise économique comment se comporte-t-elle ? Il s'agit ici d'identifier les besoins et attentes des populations, d'évaluer la réponse de la décentralisation à la demande sociale exprimée et de mesurer les effets de la crise économique sur les investissements des collectivités territoriales et sur le cadre de vie des populations.
(Coll. Administration et Aménagement du Territoire, 28.00 euros, 266 p.)
ISBN : 978-2-343-04842-0, ISBN EBOOK : 978-2-336-37548-9

L'ASSURANCE MALADIE UNIVERSELLE (AMU) EN CÔTE D'IVOIRE
Enjeux, pertinence et stratégie de mise en œuvre
Ohouochi Clotilde
Véritable innovation en Afrique subsaharienne, l'Assurance maladie universelle devient l'un des grands chantiers de la politique sociale du gouvernement ivoirien. L'urgence en la matière est réelle et incompressible. L'État doit créer des conditions idoines pour se substituer aux mécanismes traditionnels d'aide et de soutien, en inventant une politique de solidarité nationale ambitieuse, moderne et rationnelle. Cet essai participe de la volonté affirmée de montrer que les pays africains, et principalement la Côte d'Ivoire, ont la capacité de faire croître harmonieusement des mécanismes d'AMU malgré leur relative pauvreté économique.
(Coll. IREA (Institut de recherche et d'études africaines), 19.00 euros, 182 p.)
ISBN : 978-2-343-06022-4, ISBN EBOOK : 978-2-336-37391-1

RESTAURATION DES FONDEMENTS ANCESTRAUX FACE AUX DÉFIS DE LA VIE
Kouame Augustin
Le révérend Augustin Kouame est le fondateur et pasteur principal de la mission ICN (Instrument de Christ pour les Nations) en Côte d'Ivoire. Pasteur et enseignant, il a acquis depuis près de quinze ans de nombreuses expériences pratiques qui lui valent une certaine notoriété dans le domaine du combat spirituel et de la délivrance. Il est promoteur de la retraite spirituelle dénommée

«Transformation», pour la restauration des vies en Christ. Il est fondateur de l'École biblique du royaume.
(Coll. Croire et savoir en Afrique, 12.50 euros, 110 p.)
ISBN : 978-2-343-05564-0, ISBN EBOOK : 978-2-336-37381-2

QUELLE PLACE POUR LES «FOUS GUÉRIS» ?
Gbagbo Michel
Comment un ancien malade «mental», sorti de l'hôpital psychiatrique, peut-il retrouver sa place au travail, au sein de la famille, ou parmi des amis du quartier ? Le «fou-guéri» effraie. Dans l'agglomération abidjanaise, les conceptions traditionnelles de la maladie mentale ne sont pas les seules variables impliquées dans cette façon de percevoir le «fou-guéri».
(Coll. États, pouvoirs et sociétés, 23.00 euros, 234 p.)
ISBN : 978-2-343-05717-0, ISBN EBOOK : 978-2-336-37234-1

LE PROCÈS DE LAURENT GBAGBO
Côte d'Ivoire, l'Afrique face à son destin
Fouda Essomba Vincent Sosthène
Selon l'auteur, ce livre est la somme des idées de Laurent Gbagbo telles qu'il aurait souhaité les adresser aux différents chefs d'État africains et des pays de l'Amérique du Sud. Il s'agit ici de rendre public le travail qu'avait confié Laurent Gbagbo à l'auteur au cœur de la crise qui a secoué la Côte d'Ivoire dès le lendemain du second tour de la présidentielle de 2010.
(12.00 euros, 90 p.)
ISBN : 978-2-343-05128-4, ISBN EBOOK : 978-2-336-36891-7

PAR LA FORCE, ALASSANE OUATTARA PRÉSIDENT DE LA CÔTE D'IVOIRE
La démocratie à l'épreuve
Money Elie Z.
Cet ouvrage relate la prise de pouvoir d'Alassane Ouattara, actuel président de la Côte d'Ivoire, sur le régime de Laurent Gbagbo et les évènements liés à ce changement. Pour l'auteur, ce livre est une thérapie contre l'angoisse née de cette guerre : il y décrit les évènements quotidiens de ce nouveau régime caractérisé par l'ethnisme, la terreur, le pillage ou encore l'acharnement de la justice contre le camp des partisans de l'ancien président, tout en interrogeant le sort du peuple Ivoirien.
(29.00 euros, 288 p.)
ISBN : 978-2-343-04974-8, ISBN EBOOK : 978-2-336-36995-2

UN AUTRE HOUPHOUËT
Chroniques de son médecin
Bertrand Edmond
Dans ce livre, le professeur Edmond Bertrand, qui a rencontré de très nombreux malades dont le président Félix Houphouët-Boigny, rapporte des faits observés et des paroles entendues au cours d'échanges le plus souvent impromptus. Extérieur au système social et politique local, il fait apparaître des aspects peu connus de la personnalité humaine du président. Témoin naïf diront certains mais témoin

sincère qui révèle «un autre Houphouët», caché le plus souvent derrière l'homme politique.
(13.50 euros, 128 p.)
ISBN : 978-2-343-05120-8, ISBN EBOOK : 978-2-336-36946-4

LES AKAN, PEUPLES ET CIVILISATIONS
Allou Kouamé René
Les populations des côtes de l'or et quaqua ainsi que de leurs arrière-pays, ont été appelées Akan. C'est à juste titre, car elles partagent des us et coutumes semblables, des institutions politiques et sociales identiques, avec parfois des particularités locales. Elles partagent une culture commune qui tire ses racines dans un héritage ancestral partagé.
(Coll. Harmattan Côte-d'Ivoire, 60.00 euros, 910 p.)
ISBN : 978-2-343-04987-8, ISBN EBOOK : 978-2-336-36899-3

TRÉSOR PUBLIC ET POLITIQUE FINANCIÈRE EN CÔTE D'IVOIRE
Des origines à nos jours
N'Gouan Patrick K. - Préface de Joseph Y. Yao
Les différentes réformes budgétaires et comptables, entreprises depuis la fin des années 1990, visent une meilleure performance de la gouvernance financière. Le Trésor public, étant au cœur de la politique économique de l'État, devrait poursuivre ses réformes internes, en termes d'innovation, de répartition et de coordination des attributions et tâches, afin de pouvoir répondre aux différents enjeux et défis de performance exigés par les perspectives financières internationales, sous-régionales et nationales.
(Coll. Harmattan Côte-d'Ivoire, 37.50 euros, 366 p.)
ISBN : 978-2-343-05594-7, ISBN EBOOK : 978-2-336-36996-9

BUDGET (LE) DE L'ÉTAT IVOIRIEN
Financer le développement
Kouyaté Mohamed D.
Préface de Daniel Kablan Duncan
Cet ouvrage dédié au budget de l'État participe de la mise en oeuvre de la stratégie de vulgarisation d'un concept largement sanctuarisé. Il veut s'essayer à la cristallisation des enseignements relatifs aux finances publiques de l'État de Côte d'Ivoire vue sous l'angle du budget. Ce livre est une invite à explorer davantage les différentes composantes de ce redoutable instrument de politique économique et sociale qu'est le budget de l'État.
(Coll. Harmattan Côte-d'Ivoire, 32.00 euros, 314 p.)
ISBN : 978-2-343-03852-0, ISBN EBOOK : 978-2-336-36495-7

L'HARMATTAN ITALIA
Via Degli Artisti 15; 10124 Torino
harmattan.italia@gmail.com

L'HARMATTAN HONGRIE
Könyvesbolt ; Kossuth L. u. 14-16
1053 Budapest

L'HARMATTAN KINSHASA
185, avenue Nyangwe
Commune de Lingwala
Kinshasa, R.D. Congo
(00243) 998697603 ou (00243) 999229662

L'HARMATTAN CONGO
67, av. E. P. Lumumba
Bât. – Congo Pharmacie (Bib. Nat.)
BP2874 Brazzaville
harmattan.congo@yahoo.fr

L'HARMATTAN GUINÉE
Almamya Rue KA 028, en face
du restaurant Le Cèdre
OKB agency BP 3470 Conakry
(00224) 657 20 85 08 / 664 28 91 96
harmattanguinee@yahoo.fr

L'HARMATTAN MALI
Rue 73, Porte 536, Niamakoro,
Cité Unicef, Bamako
Tél. 00 (223) 20205724 / +(223) 76378082
poudiougopaul@yahoo.fr
pp.harmattan@gmail.com

L'HARMATTAN CAMEROUN
BP 11486
Face à la SNI, immeuble Don Bosco
Yaoundé
(00237) 99 76 61 66
harmattancam@yahoo.fr

L'HARMATTAN CÔTE D'IVOIRE
Résidence Karl / cité des arts
Abidjan-Cocody 03 BP 1588 Abidjan 03
(00225) 05 77 87 31
etien_nda@yahoo.fr

L'HARMATTAN BURKINA
Penou Achille Some
Ouagadougou
(+226) 70 26 88 27

L'HARMATTAN SÉNÉGAL
10 VDN en face Mermoz, après le pont de Fann
BP 45034 Dakar Fann
33 825 98 58 / 33 860 9858
senharmattan@gmail.com / senlibraire@gmail.com
www.harmattansenegal.com

L'HARMATTAN BÉNIN
ISOR-BENIN
01 BP 359 COTONOU-RP
Quartier Gbèdjromèdé,
Rue Agbélenco, Lot 1247 I
Tél : 00 229 21 32 53 79
christian_dablaka123@yahoo.fr

Achevé d'imprimer par Corlet Numérique - 14110 Condé-sur-Noireau
N° d'Imprimeur : 130580 - Dépôt légal : juillet 2016 - *Imprimé en France*

www.ingramcontent.com/pod-product-compliance
Lightning Source LLC
LaVergne TN
LVHW010928061026
849535LV00007B/2290